체질을 알면 건강이 보인다!

인체의 구조와 메카니즘을 가장 정확히 알고있는
**국내 최고의 해부학 교수**가 분석한 체질의학의 교본

# 사상체질
# 팔상체질
# 식이요법

前 서울의대 교수 · 의학박사 **이명복** 지음

건강신문사

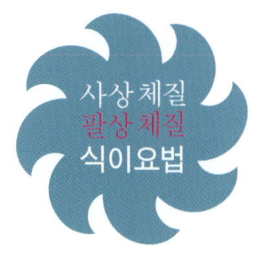

1판 1쇄_ 2007년 7월 20일
1판 2쇄_ 2012년 8월 27일
1판 3쇄_ 2022년 4월 07일

지은이_ 이명복
발행인_ 윤승천
발행처_ (주)건강신문사

등록번호_ 제25110-2010-000016호
주소_ 서울시 은평구 응암 3동 578-72
전화_ 02-305-6077(대표)
팩스_ 02-305-1436

디자인 _ 김왕기

값 _ 15,000 원
ISBN 978-89-88314-85-2   03510

* 잘못된 책은 바꾸어 드립니다.
* 이 책에 대한 판권과 모든 저작권은 (주)건강신문사에 있습니다.
  허가없는 무단인용 및 복제·복사·인터넷 게재를 금합니다 .

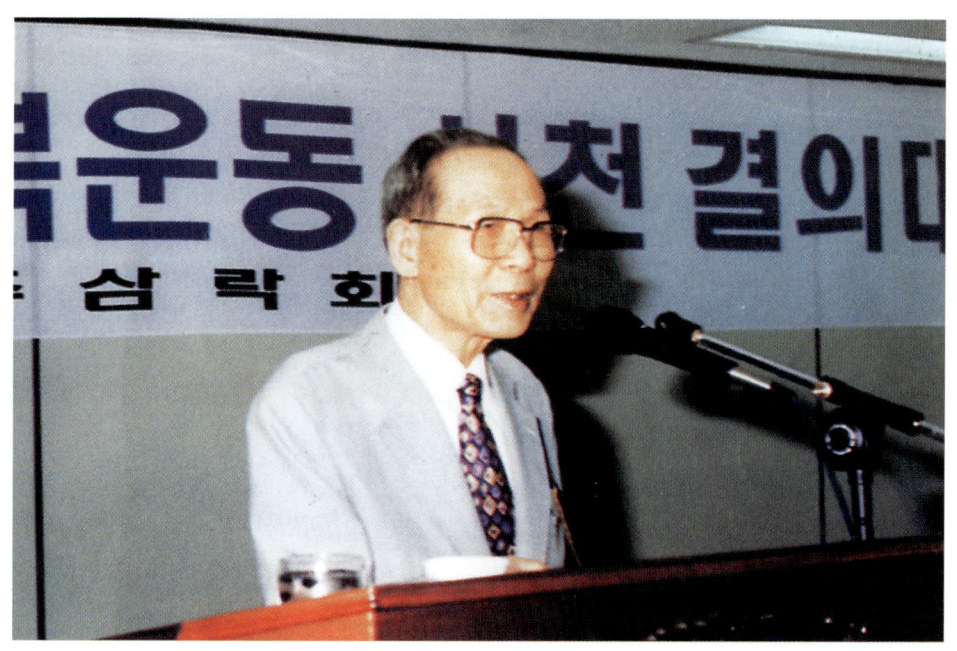

필자인 이명복 박사(전 서울대 의과대학 해부학교수)의 강의 모습

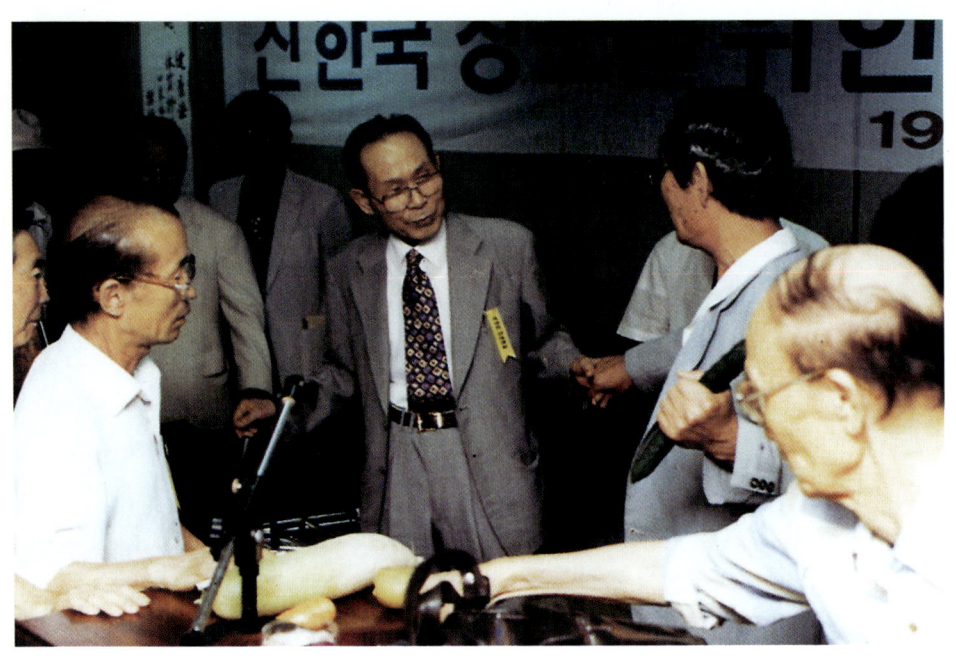
이명복 박사의 체질감별 상담 모습

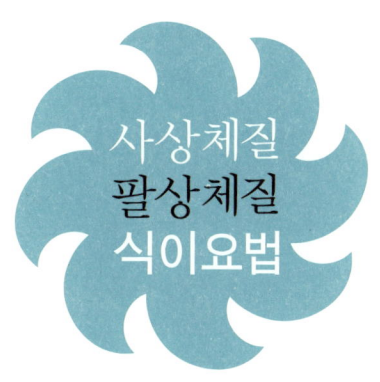
사상체질
팔상체질
식이요법

## 프롤로그

어떻게 한방韓方에 관심을 두게 되셨습니까?

얼마 전까지만 해도 만나는 사람에게마다 곧잘 이런 질문을 받는 것이 예사였으나, 지금은 상황이 다르다. 고맙다는 인사 치레나 구원의 손길을 호소하는 사람들이 감당키 힘들 정도로 많아진 것이다.

양의洋醫가 한방의 사상·팔상 체질진단법에 입각하여 연구 및 진료를 통한 한방의학과 서양의학의 통합을 시도한 지 어언 20년 만에 보는 놀라운 변화다.

이 연구를 처음 시작할 때만 해도 노골적으로 거부감을 표출하는 의사나 한의사들이 적지 않았다. 서울의대 교수로 재직시에도 찾아오는 사람들의 맥도 짚고 침도 놓곤 했는데, 학교측의 시선도 곱지 않았었다.

그러나 필자가 지난 20여년 간의 연구를 토대로 집필한 '사상·팔상체질감별법'이 많은 독자들의 지속적인 관심과 후원에 힘입어 각

매스컴은 물론 의학계에서도 진지하게 논의하기 시작하면서 분위기가 일순한 것이다.

　필자가 '사상·팔상체질감별법' 후속편을 정리하게 된 것도 이러한 주위의 따뜻한 격려가 크게 작용했다. 이번에는 주로 전편前篇에서 미진했던 체질과 질환에 역점을 두어 정리해 보았다. 아울러 전신정체요법, 자연치유운동요법, 체질의학의 영양학적 검증, 체질과 유전 등에 대해서도 기술했다.

　필자가 누누이 하는 얘기지만, 체질을 알면 그 병의 반은 치료된 것이나 다름없다. 그리고 체질에 맞는 좋은 음식과 해로운 음식, 좋은 약재는 이미 정해져 있다. 전편前篇에서 설명한 방법에 따라 자신의 체질을 진단하고, 자신의 몸에 맞는 음식만 가려 먹으면 웬만한 질환은 아무런 문제가 되지 않는다.

　얼마 전 한의사와 약사들이 국민들의 건강을 볼모로 분쟁을 일으킨 바 있는데, 이제부터라도 우리 의료인들은 서로의 아집을 버리고 인류의 건강을 위해 힘을 모아야 할 것이다.

의학박사　이명복

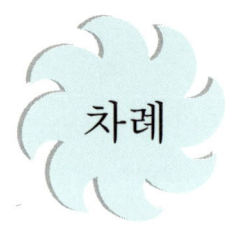

# 차례

● 프롤로그 · 6

## chapter 1 | 체질이란 무엇인가?

동 · 서양의 체질의학사 ···13
서양의 체질의학론 ···15
동양의 체질의학론 ···17
한국의 체질의학론 ···20

## chapter 2 | 체질과 유전

체질과 유전 ···25
체질과 질환별 식이요법 ···28
당뇨병 ···29
간장병 ···31
고혈압 ···33
난치성 피부질환 ···36
갑상선 기능 항진증, 저하증 ···38
폐결핵 ···41
디스크 질환 ···44
정신불안, 우울증 ···46
위장병 ···48
기관지 천식 ···51

전립선 질환 ⋯53
자궁근종 ⋯55
변비 ⋯57
치질 ⋯59
만성 소화불량 ⋯61
신부전증 ⋯63
두통 ⋯65
만성장염 ⋯67
요통, 관절염 ⋯69
불면증 ⋯71
비만증 ⋯72
악성 여드름 ⋯74
중풍 ⋯76
불임증 ⋯78
노인성 치매 ⋯79
빈혈 ⋯82

## chapter 3 | 체질에 맞는 음식조합

체질 판정을 위한 기준식품표 ⋯89
체질별 음식조합 ⋯91
모든 체질에 유익한 음식 ⋯97
모든 체질에 해로운 음식 ⋯122
설탕병 이야 ⋯123
체질 의학의 영양학적 검증 ⋯131

## chapter 4 | 외모와 성품으로 본 팔상체

외모와 성품으로 본 팔상체질 ···139
태양인 ···140
소양인 ···142
태음인 ···144
소음인 ···146
체질에 따른 금언 ···148

## chapter 5 | 자연 치유 운동요법

자연 치유법 ···155
운동요법 ···158
숙변 ···163

## chapter 6 | 이명복 전신정체요법

환자가 반듯이 눕는 경우 ···181
환자가 엎드려 눕는 경우 ···191

● 유방암, 간염, 고혈압 치료 사례 · 198
● 신토불이 身土不二 · 202

chapter **1**

# 동·서양의 체질의학사

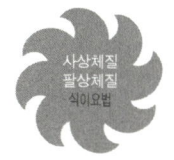

# 동·서양의 체질의학사

서양의학에서는 의학의 시조라 불리는 히포크라테스가 체질에 관해 많이 논하였고, 동양의학에서도 한의학의 최고 원전原典인 「황제내경」에 체질론이 상세히 기록되어 있다.

체질을 연구하는 서양의학자는 매우 많고 체질론은 다양하다. 좋은 체질, 나쁜 체질, 허약체질, 비만체질, 긴장성체질, 알레르기성체질 등 열거하기 힘들 정도로 많다. 또한 체격에 따라 체질을 구분하는 경우도 있는데, 호흡기형, 소화기형, 근육형, 뇌형, 정상내장형, 대내장형 등이 그것이다. 그러나 체질은 개개인의 전체적 특징, 즉 생물학적 개성의 총합체이므로 간단히 설명하기는 어렵다.

인체는 유전적 기반위에 체형학적, 기능학적, 기질학적 특성이 각

각 다르기 때문이다. 체질학자 중에는 인간의 체질은 유전에 의해 결정되는 유전형뿐이라고 주장하는 학파와 생후 환경 등의 영향을 받아 획득되는 특징을 가미해야 한다는 학파가 있다. 그런데 인간의 여러 특질은 유전되는 것이니, 체질도 유전됨은 물론이다. 따라서 앞으로 언급하게 될 사상체질·팔상체질도 유전하는 체질이다.

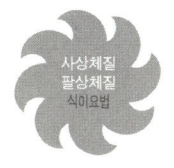

# 서양의 체질의학론

히포크라테스(기원전 460~377년)가 4액체병리설을 주장한 이후, 갈레누스(기원전 179~129년)가 이를 바탕으로 4기질의 분류로 발전시켰으며, 독일의 철학자 칸트가 감성적 기질과 활성적 기질로 정리했다.

히포크라테스는 체질을 다혈질, 점액질, 담즙질, 흑담즙질로 나누었다. 이에 반해 크레즈머, 비오라, 붸르단, 셀던 등은 모두 체질을 세 가지로 구분하였다. 즉 크레즈머의 경우 비만형, 투사형, 수신형으로 나누었고 셀던은 내배엽형, 중배엽형, 외배엽형 3가지로 나누었다. 후기 철학자 칸트는 히포크라테스의 4액체설을 근간으로 인간의 기질을 분류하였다.

즉 다혈질, 우울질, 담즙질, 점액질로 나누었다. 다혈질은 경쾌한 성격에 사교적이며 낙천적이다. 우울질은 신중하고 보수적이며 지난 일을 곱씹는 회상형이다. 독자적 행동을 주로 한다. 담즙질은 자기애自己愛가 지나쳐 교만하다.

생활이 규율적이며 카리스마적이지만 뒤끝이 없는 편이다. 점액질은 무감각하고 소극적 경향이 있지만, 침착·냉정하며 깊이 있는 사고를 하여 행동한다. 이상의 네가지 기질 중 감정의 기질에는 다혈질·점액질이 속한다. 또한 다혈질·담즙질은 상향성上向性, 적극적 기질이며, 우울질·점액질은 하향성下向性, 소극적 기질이다. 서양의 체질의학론은 일반적이고 보편적인 체질이론으로의 정립이 미흡한 것이 단점이다.

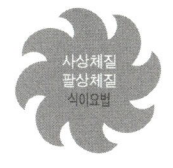

# 동양의 체질의학론

　동양의 체질의학은 동양의학 최고最古의 원전인「황제내경」의 영추편에 나오는데 2가지 종류(25태인론·5태인론)의 체질론에 대해 언급되고 있다.

　장개빈은 그의 저서 '경악전서' 전충록에 쓰기를 "양장인은 열이 많고 음장인은 한이 많다. 양장인은 반드시 찬 것을 좋아하며 더운 것을 두려워한다. 즉 아침, 저녁 찬 것을 먹어도 병이 나지 않는 것은 양이 유여한 까닭이고, 음장인이 한랭에 침범되면 비와 신이 반드시 상한다. 이는 양이 부족한 까닭이다. 양이 강한 자는 적어서 열중 2~3명이고 양이 약한 자는 열중7~8명이 된다" 하였다.

　이처럼 장개빈은 사람을 두 가지로 나누었다.

즉 이제마의 태양인·소양인은 장경악의 양장인에 해당하고 태음인, 소음인은 음장인에 해당한다.

'영추경' 통천편 오태인론五態人論에 태양인, 소양인, 태음인, 소음인, 음양화평지인이란 분류가 있다. 그러나 오태인론에는 주로 사람의 성질에 근거하여 분류되고 체형에 대해서는 극히 단편적으로 서술되어 있다. 따라서 질병에 대한 예방·치료대책이 없는 이론뿐이다. 사람의 성질만 본다면 다 일장일단이 있으므로 단점을 시정하면 음양이 다 화평한 사람이 될 수 있다. 따라서 이제마는 음양이 화평한 사람을 빼고, 사람의 육체적인 면과 정신적인 면을 포괄한 구체적인 사상으로 나누었던 것이다.

즉 이제마는 오태인이론을 더욱 보충 발전시켜 독특한 자신의 학설을 제창하여 임상에 이용하였다.

한편 일본의 경우, 일관당一貫堂은 3가지 체질로 구분하여 어혈증, 장독증, 해독증으로 분류, 이에 맞춰 약을 써야한다고 보았다. 즉 어혈증이란 어혈이 정체되어 병이 된 것이니 통도산을 투여하고, 장독증이란 풍독, 수독, 식독, 매독 등의 합성 결독으로 병이 이루어진 것이니 방풍통성산을 투여하며, 해독증이란 폐결핵 등에 걸리기 쉬우며, 면역성이 결여된 체질이므로 온청음을 투여해야 한다고 하였다.

그러나, 동양(중국)의 체질의학론은 각 체질의 설명이 추상적이고 애매하여 이에 따라 개개인의 체질을 정확히 진단하는 것이 곤란한 경우가 있다.

## ■ 동양(중국)의 체질 분류

| 구분 | 체질 종류 개요 | | 내용 |
|---|---|---|---|
| 25태인론<br>(態人論) | 5종의 체질<br>(5形人) | 목형인(木形人)<br>화형인(火形人)<br>토형인(土形人)<br>금형인(金形人)<br>수형인(水形人) | 5형인을 기초로 하여 다시 각각의 형인을 5종의 아형(亞形)으로 구분한 이론 |
| | 5종외의 체질 | | |
| 5태인론<br>(態人論) | 5종의 체질<br>(5形人) | 태양인(太陽人)<br>소양인(小陽人)<br>태음인(太陰人)<br>소음인(小陰人)<br>음평 화평인(陰陽 和平人)<br>: 현실적으로 존재 희박 | |

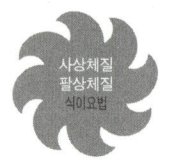

# 한국의
# 체질의학론

　우리나라 5천년 역사의 불멸의 문화 유산으로는 세종대왕의 훈민정음과 동무東武이제마 선생의 사상의학이 있다고 할 수 있다. 동무東武 이제마 선생(1837~1900)은 「동의수세보원」에서 인간에게 제4종의 체질(태양·소양·태음·소음)이 존재함을 알렸다. 그러나 임상의들에게 많은 편의를 제공해준 동의보감의 저자 허준은 알아도, 세계적으로 독창적인 학설을 확립한 이제마 선생은 아직도 제대로 된 평가를 못받고 있는 실정이다. 그후 사상의학을 더욱 연구하여 장계臟係만이 아닌 부계賦係까지도 분류한 권도원 박사는 1965년 일본 동경에서 개최된 제 1차 세계침술·학술대회에서 팔상 체질논문을 발표하여 지대한 관심을 모았다. 그 이후 중국연변 조선족 자치

주의 민족의약 연구소에서 1985년에 간행된 조의학朝醫學이라는 책자가 있는데, 그 내용이 바로 사상의학론이었다.

이에 중국의학자들까지도 조선의학의 탄생이라고 경축했다. 중국 중의중약연구원 역사문헌 연구소장의 서문을 보면, '이는 중의학과는 다른 새로운 의학 체계로서 방병치병防病治病에 커다란 공헌을 할 것' 이라고 극찬하고 있다.

이러한 체질의학의 맥은 팔상의학으로 이어져 사상의학의 4체질을 각각 제Ⅰ형과 제Ⅱ형으로 구분하게 된 것이다.

즉, 부계腑係를 Ⅰ형(부腑는 양陽이니 홀수로 기록), 장계臟係를 Ⅱ형(장臟은 음陰이니 짝수로 기록)으로 구분하면 4상象이 8상象으로 되는 것은 지극히 당연한 일이며, 팔상의학은 사상 의학과는 비교가 안 될 정도로 진보·발전된 체질의학이라 할 수 있다.

또한 이제마 선생이 세계 최초로 체질의학을 정립하여 「동의수세보원」으로 공표한 지 99년째인 1993년에 이르러 가장 확실한 팔상체질감별법이 바벨 완력 조사법으로 완성됨으로써 정확한 체질분류가 가능케 된 것이다.

이는 향후 서양의학과 동양의 한방, 그리고 나아가 약학과 영양학 영역의 전부를 새로운 한 패러다임으로 수렴할 수 있는 가능성을 보이게 된 것이라 할 수 있다.

chapter **2**
# 체질과 유전

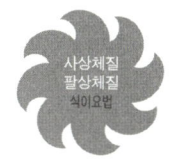

# 체질과 유전

## 체질과 유전

혈액형(A·B·AB·O)이 조상으로부터 부모에게로, 부모에게서 자식으로 유전 되듯이 우리는 누구나 유전성을 가지고 있다는 점이다. 신경의학적인 면에서도 부교감신경형과 교감신경형으로 유전성을 나타낸다고 말하고 있다. 즉 부교감신경이 우월한 사람은 교감신경이 우월한 사람에 비해 감정의 제지가 강하며 감정의 흥분이 적고 활동성이 부족하며 잘 참고 규율이 바르다고 하였다.

또 교감신경이 긴장한 사람은 피부가 건조하며 부교감신경의 흥분 상태는 맥박이 완만하다고 하였다. 신경의학계의 조사자료에 의하면 소양인은 교감신경 흥분 상태의 경향이 있고, 소음인은 부교감

신경 흥분 상태의 경향이 많으며 태음인은 두 흥분적 상태 혹은 무반응적 상태에 있는 것이 많았다고 한다. 사상 체질의학(태양·소양·태음·소음)과 팔상 체질의학(태양ⅠⅡ, 소양ⅠⅡ, 태음ⅠⅡ, 소음ⅠⅡ)도 혈액형이 유전되듯이, 신경의학적 유전성과 마찬가지로 반드시 유전된다는 것이다.

### 체질의학적 연구

체질의학적 연구에 의한 결과로는 부모의 체질은 반드시 자식에게로, 자식의 체질은 그의 2세에게로 유전된다. 좀더 쉬운 예를 들자면 아버지의 체질이 태음 Ⅰ형이고 어머니의 체질이 소음Ⅱ형이면 자녀의 체질은 태음Ⅰ형과 소음Ⅱ형 체질 중의 어느 한 체질이 된다는 것이다.

또 부모의 체질이 같은 경우에는 모두가 동일한 체질이라는 것이다. 지금까지 수많은 환자들의 임상을 통해 명확히 입증된 결과이다. 또한 각 체질은 Ⅰ형과 Ⅱ형으로 구분한 결과 Ⅰ형 체질은 주로 왜소한 사람이 많고 우측병이 많은 것으로 나타났고, Ⅱ형 체질은 주로 비대한 사람이 많고 좌측병이 많은 것으로 나타났다.

우측병이 많은 Ⅰ형 체질은 반대쪽인 좌측팔과 다리에 침을 놓고 좌측병이 많은 Ⅱ형 체질은 우측의 팔과 다리에 체질침을 놓아 치료를 한다. 또 한가지 내용으로는 함께 출판된 '사상·팔상체질감별법'에서 소개된 반지 치료법도 Ⅰ형 체질은 좌측 손가락에, Ⅱ형 체질은 우측 손가락에 체질에 맞는 금반지와 은반지를 끼는 것이 좋다.

또한 여기에서 매우 흥미로운 내용이 있다. 동물에게도 체질이 분류된다는 것이다. 토끼에 대해 체질 감별을 실험한 결과 인간과 동일한 반응으로 체질이 분류 되었다는 점이다. 동물의 체질과 유전성에 관한 내용은 앞으로 많은 실험을 통해 연구할 과제이다.

어쨌든 사상·팔상 체질에 의한 체질 식이요법을 통해 체질적으로 많이 발현되는 질환을 미연에 방지하고 우리 모두 건강한 삶을 누리자는 바람이다.

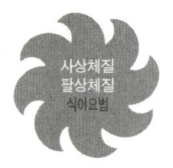

# 체질과 질환별 식이요법

체질과 식이요법에 관련된 질환에는 다음과 같은 것들이 있다.

### 각종 질환

당뇨병/간/고혈압·동맥경화/알레르기/갑상선 질환/폐결핵·폐암/디스크/우울증(정신분열·노이로제)/위·십이지장궤양·위암/기관지천식/전립선비대염·전립선암/(생리통·자궁근종)월경불순/변비/치질/만성소화불량/신부전증/두통/만성장염/요통·관절염/불면증/비만증/악성여드름/중풍/불임증/노인성 치매/빈혈

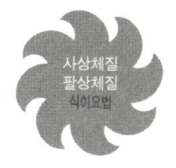

# 당뇨병
## 소음Ⅱ

　당뇨병의 원인은 매우 다양하다. 소아 연령에서 발병하는 제Ⅰ형 당뇨병은 인슐린을 분비하는 세포가 파괴되는 것이 아니라 균에 의해 침범을 받을 수 있는 유전적 체질에 잘 나타난다. 또한 성인에게서 나타나기 쉬운 제Ⅱ형 당뇨병은 인슐린의 분비에 이상이 있는 것이 아니고 인슐린의 작용에 이상이 있어서 나타난다. 이를 인슐린에 대한 저항성이라 하는데, 이를 유발하는 요인으로는 비만·고령·임신스트레스·약물 복용 등이 있다.

　당뇨병 환자의 경우 20~30%가 손발에 쥐가 난 경험이 있는 것으로 나타나는데, 이는 말초 신경과 근육의 장애가 자주 일어나고 설사 등으로 인해 체액 농도가 변해서 수축을 일으켜 생기게 되는 것이다. 증상으로는 3다多현상이 온다. 즉 물을 많이 먹고, 식사량이 유난히 많아지고, 소변을 많이 보는 현상이 있으며, 이외에 신체 각 부위에 여러 가지 증상을 동반하게 된다. 당뇨병은 진행되면서 신체 각 부위의 혈관계와 신경계에 손상을 끼쳐 각종 합병증을 초래하는데, 이 점을 각별히 유의하여야 한다.

체질의학적으로 보면 소음인Ⅱ형 체질에 가장 많이 나타나는 질환이다. 일반적으로는 당뇨병하면 보리밥과 검은콩을 먹어야 치료된다고 생각한다. 그러나 이는 잘못된 식사법으로 당뇨병을 고치려면 반드시 보리, 팥, 검은콩, 들기름을 피해야 한다.

올바른 체질식이요법으로는 현미 잡곡식(현미·찹쌀·흰콩·강낭콩)을 주식으로, 시금치·양배추·취나물·콩나물·두부·연근·우엉·아욱·푸른 상추·쑥갓·호박·돗나물 등의 야채반찬 위주의 식사법이 가장 좋다. 특히 미역국, 다시마국, 무우반찬을 많이 먹도록 한다. 주의점으로는 육류나, 생선 등의 동물성식품은 되도록 적게 먹고, 모든 어패류(조개·새우·굴……) 등의 식품은 일체 금지하여야 한다.

약재로는 인삼이 좋은 체질로서 인삼에 생강을 넣어 달여 먹는 것이 좋다. 운동법으로 땀을 많이 흘리는 운동보다는 가벼운 운동, 줄넘기, 조깅, 산보 등의 운동을 꾸준히 하면 건강증진 및 체력향상에 크게 도움이 될 것이다.

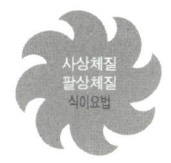

# 간장병
## (간염 · 간경화 · 간암 · 지방간)
### 태음Ⅱ

한국인에게 있어서 가장 많이 발병하는 3대 질병 중에 하나인 간장질환은 체질의학적으로도 동양인에게 제일 많은 질환에 속한다. 체질의학적으로 보면 주로 음체질에 많이 유발되며 간장이 제일 강하다고 하는 태음Ⅱ형 체질에 의외로 많이 유발된다.

간이 나빠지면, 식욕부진과 구토증이 생기고 위 근처가 무겁거나 배가 불러오는 것처럼 느껴지며, 미열이 나고 전신이 노곤해지는 증상이 나타난다. 소변의 빛깔이 진한 갈색을 띠며, 온 몸에 황달이 나타나게 된다.

직접적 증상으로는 간장 부위의 통증과 압박감, 간장비대 등의 현상이 나타난다. 이런 증상이 모두 한꺼번에 나타나는 것은 아니며 한두 가지, 혹은 세 가지로 나타날 수 있다.

　이 증상이 모두 나타나면 상당히 심각한 상태라는 증거이다.

　원인으로는 체질에 맞지 않는 음식을 계속 먹음으로서 유발되지만 각 체질에 맞는 음식을 섭취하면 치료될 수 있다.

　현미잡곡식(현미·찹쌀·흰콩·강남콩·붉은팥·수수·차조 율무: 검은콩·검은팥·보리 등은 제외)에 채식 위주의 식사법이 좋다. 특히 당근·양배추·시금치(조리 또는 즙)를 많이 복용토록 한다.

　주의점으로 동물성 식품을 배제하고 생수(초정약수 등)를 많이 음용하여 몸의 신진대사 기능을 좋게 한다.

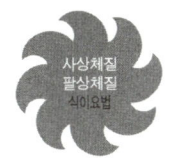

# 고혈압
## 소음

성인병으로는 빼놓을 수 없는, 발병률이 높은 질환으로 흔히 동물성 음식 과다 섭취, 신경을 많이 쓰는 사람에게 찾아오는 질환이다.

특히 중년 이후 고지방식을 많이 하는 사람이나 몸이 비대한 사람에게 흔하며, 체질로는 소음인에 많이 나타나는 질환이다.

고혈압의 증상으로는 두통과 머리가 무겁고 현기증, 이명, 불안감, 일시적 언어장애 등이 있고 손발에 쥐가 나거나 건망증이 심하며 밤에 잠이 잘 안 오는 경우도 있다. 또 쉽게 피로하며 쉽게 흥분하고 두뇌작용이 둔해진다.

가슴이 두근거리며 땀이 나고 숨이 차며 부종 등이 생기는 수도 있다. 손발이 차며 어깨가 결리고 밤에 소변이 잦고 맥이 고르지 못하다. 그러나 이와 같은 증상이라고 해서 모두 고혈압이라 생각하는 것은 속단이고, 저혈압의 경우도 이런 증상이 나타나는 수가 있다. 도리어 고혈압인 경우는 자각증상이 없을 수 있다. 그렇지만 병은 계속 진전되고 있음을 잊어서는 안된다.

심근경색의 경우, 급성으로 발생할 때는 갑자기 가슴 복판에 강하고 깊은 둔통이나 압박감이 생겨 심한 증세가 수십분에서 수시간에 걸쳐 지속된다. 통증은 협심증보다 강하다. 통증시는 당장에 죽을 것 같은 불안감·공포감이 따른다.

점차 안색이 나빠지며 수족이 차고 구역질, 식은땀이 난다.

중증의 경우 호흡곤란이 심해져 누워 있을 수 없게 되며, 가래를 뱉기도 한다. 맥박이 빨라지고 불규칙하게 된다. 혈압이 높아져 맥이 강하게 느껴지기도 한다. 협심증의 경우는 가슴의 통증 발작이 대표적인 증상이라 할 수 있다. 한편 동맥경화의 증상으로는 건망증, 두통·현기증·이명, 수면장애·수족의 마비감 등이며 이외에도 머리가 무겁고 혈압이 오르는 느낌을 갖는다. 또 정신적으로 성격이 급해진다거나 쉽게 흥분하거나 심하면 신경쇠약 증세도 보인다. 또 감정이 불안정해지고 적극성 결여, 무관심, 언어장애 등의 증상도 나타난다.

주식으로는 현미식(찹쌀·흰콩·강남콩·차조 포함, 보리·검은콩·팥은 제외)에 채식 위주의 식사법으로 하고, 특히 소음인 체질에 잘 맞는 김이나 미역, 다시마국, 무를 많이 섭취하는것이 좋다. 김은 굽지 않은 날김이 신진대사 효과가 크다. 솔잎주스, 솔잎차도 특효이다.

맞지 않는 식품으로는 비늘 없는 바다고기, 즉 오징어·낙지·문어·새우·게 등과 어패류 굴·조개·소라 등이 있다. 위의 식품들은 일체 금하여야 한다.

이렇게 하여 혈중 콜레스테롤을 저하시키고 혈액순환을 원활하게 하면 질병을 치료할 수 있다.

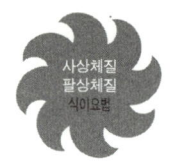

# 난치성 피부질환
## (알레르기 등)
### 태음

  인류문명이 고도화되면서 제일 크게 나타나는 피부의 난치성 질환은 많은 연구와 노력에도 불구하고 문화 발전이 거듭될수록 오히려 그 수는 더 증가되어 가는 추세이다.

  알레르기의 증상은 여러 가지로 나뉘는데 우선 전신 증상으로는 아나필락시 쇼크로 흔히 페니실린에 의한 반응을 들 수 있고 혈청병도 생긴다. 또 호흡기의 이상으로 코 알레르기와 기관지 천식의 증상이 나타난다. 피부 증상으로는 두드러기·습진·약진 등이 있다. 소화기 증상으로 위가 아프거나 설사·구토를 일으키기도 한다. 신경계 증상으로는 두통, 특히 편두통이 있다. 그밖에 결막염, 외이염外耳炎, 비염 등이 생긴다. 또, 혈액, 간장, 신장도 알레르기에 의한 증상을 나타내는 경우가 있다.

정제 가공식품(밀가루 제품·과자·빵·국수류), 가공음료수를 과다섭취 한 사람에게 많이 유발된다. 체질의학적 견지에서 보면 태음체질에 많은 질환이다. 식사법으로는 현미잡곡식(찹쌀·흰콩·강낭콩·차조포함 : 보리·검은콩·검은팥은 제외)이 좋다.

채식 위주의 식사를 한다. 비타민이 풍부하여 피부 표피층에까지 영양 공급을 원활하게 해주는 양배추와 감자·무국이 특히 좋다.

여러 가지 운동법과 풍욕風浴을 행하여 피부의 독소를 빨리 뽑아주고, 맑은 공기가 있는 곳에서의 생활이 필요하다. 피부는 겉으로 드러나는 질환인 만큼 치료에 노력을 하면 그만큼 큰 효과가 기대된다.

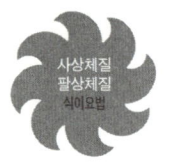

# 갑상선 기능
# 항진증, 저하증
## 소음

갑상선에서 분비되는 호르몬이 혈액속에 지나치게 많거나 적어 나타나는 질환으로 남성보다 여성에게 많은 질환이다. 체질적으로는 양체질보다 음체질 즉 소음 체질에 많이 발생되는 질환이다.

갑상선 기능 항진증의 증상은 갑상선종, 안구 돌출, 맥박의 증가 등 크게 세 가지이다. 갑상선종이라는 것은 목의 전면에 있는 갑상선이 커지는 것인데, 좌우가 똑같은 모양으로 부어오른다. 그러나 갑상선종이 나타나도 갑상선 호르몬이 과잉 분비되지 않으면 이 병이 아니다.

안구돌출은 반드시 나타나는 증상으로 안구가 튀어나와 깜박거리거나 부자연스럽고 눈꺼풀의 기능이 원활치 않아 내려다 볼 경우 눈의 흰자위가 보이기도 한다.

맥박의 증가는 가슴이 두근거림으로 느끼는 경우도 많은데, 맥박이 아주 불규칙한 경우도 있다. 이 증상 외에도 다한多汗, 미열, 피부색소의 증가, 체중 감소, 손떨림, 신경질, 근력저하, 변이 물러짐 등을 들 수 있다.

식사법으로는 소위 자연식 위주의 식생활이 가장 좋다.

현미와 찹쌀과 여러 가지 콩(흰콩·강낭콩) 등을 주식으로, 반찬으로는 김·푸른 상추·시금치·콩나물·연근·우엉·두부·양배추 등을 들 수 있고, 특히 미역·무·다시마를 국 또는 반찬으로 매일 복용토록 한다.

약재로는 인삼과 녹용이 좋은 체질로서 이를 잘 활용하면 원기(저항력)증진에 상당한 도움을 줄 수 있다. 주의점으로는 정제 가공식품(과자·빵·라면…)과 가공음료수 등의 식품은 금지하여야 한다. 음식조리시 주의할 점으로는 흰 설탕·흰 소금·들기름은 모든 음식 조리시 반드시 피하고, 황설탕·천일염(호렴)·참기름 또는 콩기름을 사용토록 한다. 규칙적인 생활과 적당한 운동으로 건강 증진에 노력하여야 한다. 갑상선 기능 항진증의 경우 소음인은 인삼 30g에 연자를 함께 달여서 마시고, 태음인은 연근에 율무·꿀을 함께 복용하거나, 율무(30g)·쌀(60g)을 죽으로 쑤어먹으면 좋다.

소양인은 영지버섯 10g을 차로 만들어 수시로 마신다.

갑상선 기능 저하의 경우, 태음·소음은 녹용 분말이 좋고, 당귀(10g)·양고기(90g)·생강(3쪽)을 함께 달여 마시거나, 개고기(200g)·생강(3쪽)·파·간장을 함께 달여 마셔도 좋다.

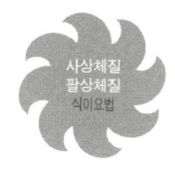

# 폐결핵
### 태음

  폐결핵은 초기는 물론, 어느 정도 병이 진전되더라도 증상을 느끼지 못하는 것이 특징이다. 예전에는 미열, 기침, 담, 각혈, 흉통 등으로 시작된다고 하였지만, 오늘날에는 아무 자각 증상이 없고, 타진이나 청진으로도 전혀 모를 경우 X-선 사진에 의해 발견되는 경우가 보통이다. 폐암의 증상은 빈도가 높은 순서로 말하면 기침·담·혈담·흉통을 들 수 있으며, 그 밖에 몸이 여위거나 발열·숨가쁨도 따른다.

  체질의학적으로 태음 체질에 많이 발생하는 질병으로 체질 식이요법으로 완치될 수 있다.

  동물성 식품의 규제 또는 금식, 모든 어패류의 금식, 들기름·흰

소금 · 흰 설탕의 금식, 모든 밀가루 음식, 가공음료수의 금식이 필수적이다.

소위 자연식이라 불리우는 현미, 잡곡식에 야채 반찬 위주의 식사가 가장 좋다. 현미 · 찹쌀 · 흰콩 · 강낭콩(검은콩 · 검은팥 · 보리 제외)을 주식으로 하고, 야채반찬으로 오이, 당근, 시금치, 도라지, 더덕, 연근, 우엉, 표고, 송이버섯 등을 사용한다. 또 무 50g, 껍질 벗긴 살구씨 15g, 돼지허파 250g, 생강 15g을 탕으로 달여서 먹는다.

한편 결핵균에 감염되더라도 모두다 발병되는 것은 아니다. 보통은 보균자로서 일상 생활을 한다.

이것이 결핵병의 특징인 동시에 고마운 점이기도 하다. 만약에 결핵균에 감염될 경우 모두 결핵병이 된다고 하면 인류 전체가 결핵병으로 쓰러지고 말 것이다. 체내에 잠재하여 잠자고 있던 결핵균이 15세에서 30세쯤이 되어 어떤 원인으로 신체의 저항력이 약해졌을 때에 슬슬 눈을 뜨고 활동을 시작하여 발병하는 것이다. 그러므로 결핵을 예방하려면 전염을 막기보다 발병을 막아야 하는 것이다.

그러기 위해서는 결핵균의 큰 적인 일광과 신선한 공기를 가까이 하고, 규칙 바른 생활과 적당한 운동 및 충분한 영양과 수면을 취함으로써 신체의 면역력을 강화시켜야 하는 것이다. 신체의 면역력이 쇠하면 결핵균에게 발병의 기회를 주게 된다.

과도한 일을 하거나 무리를 해서 신체가 피로했을 때나 감기, 장티푸스, 콜레라 등의 전염병, 위장병, 신경쇠약, 히스테리, 당뇨병 등에 걸려 신체가 약해 있을 때, 영양불량, 수면부족, 폭음, 폭식, 음주, 공기 유통이 나쁜 실내에 종일 있거나 일광을 쬐지 않는다든가, 항상 먼지가 많은 곳에서 생활한다든가 운동부족인 사람들에게 걸리기 쉽다.

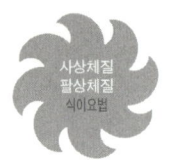

# 디스크 질환
## 태음 I

    디스크는 척추의 목뼈(경추)에서부터 허리 부위(요추)까지 척추 마디 사이에 끼어 있는 물렁뼈를 말하는데, 원반모양으로 생겼다고 해서 디스크라 한다. 나이별로 보면 20~50대에 걸쳐 많이 나타나고, 남자가 여자보다 2배 정도 많다.

    디스크가 뒤쪽으로 탈출하는 주원인은 일종의 노화현상이다. 나이가 들면 디스크가 약해지는 때문으로 퇴행성 변화 가운데 척추에 충격이 가해지면 탄력이 떨어진 수핵이 환상섬유의 약해진 부위를 뚫고 튀어나온다. 디스크의 후측방은 섬유질이 약하기 때문에 대부분 뒤쪽으로 탈출하여 그 뒤로 지나가는 신경을 압박하게 되므로 통증이 생기는 것이다.

디스크 환자의 증상은 특징이 있다. 허리가 아프면서 다리까지 저리고 당기는 통증이 있다면 대부분 디스크일 확률이 높다고 보아야 한다.

치료법으로는 체질식, 식이요법을 들 수 있다.

식사법으로는 현미·찹쌀·흰콩·강남콩을 주식으로 하고(보리·검은팥·검은콩 제외), 특히 미역, 무+다시마를 국 또는 반찬으로 많이 복용하여 칼슘을 많이 보충한다. 모든 어패류를 금지하고, 식사 외의 모든 간식은 해로우니 가급적 금한다.

적당한 운동법으로 몸의 저항력을 길러주는 것이 좋다. 하체 운동보다는 상체운동을 많이 하는 것이 좋고, 수영은 금하고 냉·온욕이나 사우나를 자주하는 것이 건강유지에 큰 도움이 된다. 건강식품으로는 구연산, 로얄제리 등을 복용하면 예방과 치료에 상당한 도움을 준다.

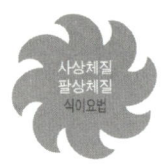

# 정신불안, 우울증
## 소음 II

우울증의 경우는 사랑하는 사람을 잃거나, 자신의 잘못을 뉘우칠 때 대개 나타나게 된다. 우울한 일만 생각하면 절망적이 되어 모든 일이 귀찮아진다. 사람을 만나거나 말하는 것 등 모든것이 귀찮아진다. 때로는 죽고 싶은 생각에 자살기도까지 하게 된다. 이와는 정반대로 상쾌하고 명랑해지고 싶으면 지나치게 유쾌해져서 수다를 떨고 날뛰며 함부로 큰소리를 치게 된다.

우울증 환자들은 평상시에는 정상적으로 생활하므로 이상 행동을 하는 정신분열증 환자와 다르다. 그런데 이점이 우울증 치료에 많은 어려움을 준다. 환자가 자신의 증세를 부정하려 하기 때문이다. 어느 한 곳에도 의지할데가 없다는 무력한 느낌이 우울증의 대표적인 증상이다. 심해지면 가장 간단한 일상의 일조차 처리하지 못하고 손 놓고 있게 된다.

체질적으로는 소음Ⅱ형 체질에 많이 나타나는 질환이다. 되도록 자극성 있는 음식은 피하고 저지방 식품과 야채류를 많이 먹는 것이 좋다. 특히 녹차, 표고버섯, 푸른 상추, 호박, 양파, 대추, 쑥을 많이 섭취하면 질환의 상당한 호전을 기대할 수 있다.

소음·태음인의 경우 산초와 쌀을 함께 죽으로 쑤어 복용하면 좋고, 특히 소음인인 경우 대추술이 좋다.

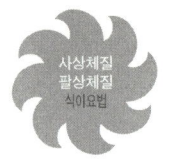

# 위장병
(위궤양 · 위염 · 위십이지장 궤양)
## 소음

위장병은 한국인에게 가장 많고 흔한 질병으로 불규칙한 식사, 지나친 음주와 흡연, 스트레스 등을 원인으로 꼽을 수 있다.

위염은 급성위염과 만성위염으로 구분된다. 급성위염의 증상은 위경련이 일어나 상복부의 격심한 통증이 있고, 심한 구토 · 토기吐氣 · 상복부의 둔통 등이 있다. 급성 증상이 사라진 뒤에도 한동안 상복부의 중압감이 계속되는 경우가 많다.

반면, 만성 위염의 증상은 일반적으로 지방, 주류, 향신료, 감미가 강한 음식을 섭취했을 때 심한데, 식후 2~3시간 경과 후 가슴이 쓰리고 위가 아파온다. 쥐어짜는 듯한 아픔일 때가 많다.

트림이 자주 나고 변비가 나타나기도 한다. 복부 팽만감, 메스꺼

움, 구토 등의 증상도 있다. 또 하품이나 생목이 나오고, 등이 뻐근하게 아프기도 한다. 산酸증상으로 신트림이 나오기도 한다.

위·십이지장 궤양의 증상은 주기적으로 공복시에 통증이 생기며 식후에는 가라앉는다. 그러나 병세가 악화되면 식후에도 아프다. 주로 명치 부분이 아프며, 등뼈 양쪽이 아플 때도 있다. 궤양인데도 아픔이 없는 경우는 출혈로 인한 빈혈이나 하혈로 생기는 흑변黑便으로 병을 알게 된다. 또 속쓰림·신트림 등의 증상도 있다. 병세가 심하면 출혈하는데 입으로 토하거나 하혈로 나온다.

토혈은 위궤양에 많고 하혈은 십이지장궤양에 많다. 과다출혈로 인해 쇼크 증상이 일어나 안면이 창백해지고 식은땀, 현기증이 나며 맥박이 빨라지고 호흡이 곤란해지며 혈압이 낮아진다.

건강에 미치는 모든 것들 중에는 아마 음식의 영향이 가장 클 것이다. 우리는 매일 먹으며, 또한 먹는 음식으로 우리의 피와 세포를 재창조 한다.

모든 사람들이 건강에 좋은 체질식 식이요법으로 전환할 필요가 있다. 체질적으로는 소음 체질에 가장 많이 나타나는 질환으로 볼 수 있다. 식사법으로는 현미·찹쌀·흰콩·강낭콩을 주식으로 하고, 보리·팥·검은콩은 금지한다. 또 과식을 삼가하고 땀을 많이 흘리지 않도록 주의하여야 한다.

특히 양배추·쑥·부추·호박·아욱·미역·다시마·무를 많이 먹도록 하고, 케일·신선초·컴푸리·미나리 등의 야채류는 절대 금하여야 한다.

 또 생수를 많이 마셔서 신진대사를 좋게 하면 인체를 푸른 나무처럼 항상 싱싱하게 건강을 보전할 수 있다. 양배추즙에다 파래가루를 함께 복용하면 소양인을 제외한 체질의 경우 특효이고, 율무(50g)에 붕어 한두 마리를 넣어 죽으로 복용하면 태음인 체질에 좋다.

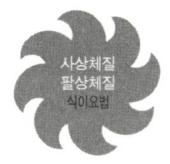

# 기관지 천식
## 태음

　기관지 천식은 발작적으로 호흡곤란이 일어나는 병증으로 과민성 체질 때문에 생긴다. 여러 가지 질환 중 극히 난치의 병증이라고 한다.
　천식의 증상은 두 가지로 분류할 수 있다. 먼저 코의 증상으로 재채기, 콧물, 코막힘으로 시작하여 목이 아프고 기침이 나며 숨이 차고 가래가 끓으면서 담이 나온다. 다른 하나는 기관지 증상으로 숨이 차고 기침, 담, 그르렁거리는 증상이 나타난다.
　천식의 증상이 멈추게 될 경우에는 기침·담·가래 끓는 소리가 나거나 기침과 담이 나온다. 또 기침만 콜록콜록 하는 경우도 있고, 목에 가래 끓는 소리만 나는 경우도 있다.
　먹는 것이 생명이란 말이 있듯이 육체적 생명의 보존은 오직 음식에 의존한다. 섭취된 음식(영양)은 피가 되어 전신의 세포 조직에 배달되어 인체내에서 신진대사를 유지하는데 원동력이 되므로 피가 곧 생명이라고 할 수 있다. 현대 영양학의 칼로리설은 칼로리 위주의 영양 섭취를 강조하지만, 사실은 영양의 부조(고르지 못함)가 만병의 원인이라는 사실을 중시해야 할 것이다. 체질적으로는 태음 체질에 많이 나타나는 질환으로 역시 체질에 맞는 식사법으로 치료될 수 있다.

식사법으로는 아침밥을 거르고 생수를 많이 마신다. 식사량은 7할 정도가 되도록 소식을 한다. 되도록 비타민 C를 많이 섭취한다 특히 도라지, 은행을 많이 먹는다. 백미식은 중단하고 현미 잡곡식으로 한다.

야채즙으로는 당근과 시금치를 즙으로 복용한다. 미역이나 무를 국 또는 반찬으로 많이 먹고 태음·소음인의 경우, 인삼(3g)·호두육 2개를 탕으로 달여서 먹거나 벌꿀에 무즙을 혹은 은행(10g), 대추(10g)에 쌀로 죽을 쑤어 먹는다.

태양인의 경우 귤껍질 2~3개에 곶감 1개를 탕으로 복용한다.

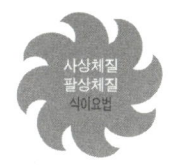

# 전립선 질환
(전립선 비대증 · 전립선염 · 전립선암)
## 태음

전립선염의 증상으로는 직장·회음부의 통증과 불쾌감·배뇨통·방광자극 증상이 일어나고 잔뇨감이 심해진다. 또 고열과 함께 오한이 나게 된다. 전립선암은 초기에는 배뇨장애 등의 증상이 없어 알지 못하다가 이 증상이 나타난 후 진찰을 받는 경우가 많은데, 이때는 이미 암이 진행된 뒤이다. 주로 뼈에 전이되어 요통·신경통과 같은 격심한 아픔이 오고, 이 아픔으로 불면·식욕부진 등을 일으켜 전신이 쇠약해진다.

전립선 비대의 증상은 한 마디로 말해 배뇨장애이다. 오줌발이 점차 약해지고, 빈뇨 상태로 자주 소변을 보게 되는데, 이것은 소변을 본 후에도 방광에 오줌이 남아 있기 때문이다. 이러한 현상이 일어나면 세균감염이 되기 쉽고 증상이 더 악화되어 소변이 혼탁해지게 된다. 때론 소변이 안 나오는 수도 있으며, 방광의 정맥이 터져 출혈을 할 때도 있다.

체질 식이요법의 목적은 평소에 먹는 식품의 선택 그리고 식사방법을 조정하여 병을 예방, 치료 또는 병세의 악화와 재발을 방지하는 데 있다. 병을 치료하거나 병세의 악화와 재발을 막는 데는 심한 경우 약이 필요하다. 그런데 어떠한 약에도 부작용이 따르므로 필요 이상으로 사용하는 것은 위험하다. 식사요법을 올바르게 규칙적으로 하면 약이 불필요하거나 약의 효과가 증대하는 사례를 많이 볼 수 있다. 의학적으로 난치 질환인 전립선 질환은 체질 의학적으로 태음 체질에 많이 나타나는 질환이다. 체질식 식이요법으로 치료된다.

식사법으로는 현미 · 찹쌀 · 흰콩 · 강낭콩을 주식으로(검은콩 · 보리 · 검은팥 제외)하고 반찬으로는 뿌리 야채인 당근 · 도라지 · 더덕 · 무 · 연근 · 우엉과 시금치를 많이 먹도록 하고, 특히 미역 · 다시마 · 붉은팥 · 은행을 많이 먹도록 한다. 소양인을 제외하고 생강과 미꾸라지를 함께 탕으로 복용하며, 술 · 담배 · 카페인 음료를 절제하고, 특히 검은색 계통의 의복 · 속옷은 반드시 피하도록 한다.

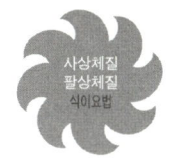

# 자궁근종
### 소음

   자궁근종은 자궁 근육 자체에 혹이 생기는 것으로 최근 부쩍 늘고 있다. 자궁근종의 발생원인은 확실히 알려져 있지 않으나, 근종의 성장은 여성 호르몬에 의존하는 것이라는 의견이 지배적이다. 왜냐하면 난소 기능이 왕성할 때 근종이 잘 자라고 폐경기 이후에는 발병이 드물기 때문이다. 자궁근종에는 특유의 증상이 없다. 작은 근종은 전혀 증상이 없는 경우가 많으며, 큰 근종에서도 전혀 증상이 없는 경우가 많다. 근종의 발생 부위에 따라 최초의 증상은 달라진다. 일반적으로 보이는 증상으로는 월경 과다, 혹은 부정不正성기 출혈 등이다.

   주의점으로는 동물성 식품을 금식하고 식사 외의 간식은 일체 하지 않는 것이다. 체질 의학적으로는 소음 체질에 많은 질환으로 신중한 체질식, 식이요법이 필요한 질환이다. 주식으로는 현미·찹쌀·흰콩·강남콩(보리·팥·검은콩 제외)을 주식으로 하고, 반찬으로는 신선하고 푸른 야채류를 많이 먹는 것이 좋다.

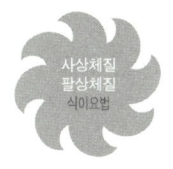

# 변비
## 소음

　인체는 하나의 거대한 화학공장이라는 말이 있다. 섭취된 음식물은 체내에서 복잡한 화학작용을 거쳐 영양분으로 흡수되고 생활 활동의 결과로 생긴 노폐물은 체외로 배설되는데, 이 신진대사가 완전히 이루어지면 건강엔 아무런 이상이 없다. 그런데 사람은 그 생활의 불합리로 말미암아 신진대사가 완전치 못하면 체내에 노폐물이 남게 된다. 특히 장내에 대변이 남아 머무르게 된다. 이것을 변비라 하는데 유명한 의학자는 모두 변비가 만병의 원인이 된다는 것을 지적하고 있다.

　변비의 증상으로는 식욕부진·트림·복부팽만감·하복부 압박감·가슴의 쓰라림 등이 있고, 신경증상으로는 두통·현기증·심계

항진이 나타나며, 점차 온몸에 증상이 나타나게 된다. 불면증이 생기고 쉽게 피로해지며, 정신집중이 안되고 신경질·노이로제 증상이 생긴다. 때로는 고열을 내는 경우도 있는데, 어떤 경우는 늘 몸이 후끈한 기분이고 맥이 없어 결핵이 아닌가 생각하는 때도 있다. 경련성 변비에서는 식후 위부 팽만감·가스·구역질·복통 등의 증상이 나타난다.

체질의학적으로 소음 체질에 가장 많이 나타나는 질환으로 장의 연동작용을 촉진하는 야채류를 많이 먹는 것이 좋다. 푸른 상추·시금치·감자·무·연근·가지·호박 등이 좋고, 특히 콩비지·고구마·우엉·표고버섯·아욱·쑥갓·호박·양배추를 많이 먹는 것이 좋다. 또한 끓이지 않은 물, 즉 생수를 하루에 2,000cc 이상 먹도록 한다.

주의점으로는 과식을 삼가하고, 짜게 먹지 않고 특히 밀가루 제품, 가공음료수, 정제가공 식품은 일체 금한다. 현대인의 운동부족도 변비의 큰 원인이 되고 있듯이, 적당한 운동과 구연산·솔잎 원료의 건강식품을 권장한다. 태음인의 경우 참깨에다 호도육과 잣을 함께 볶아서 복용하고, 소음인의 경우 무(100g)즙을 내서 꿀을 타서 복용해도 좋다.

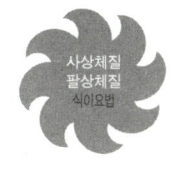

# 치질
## 소음

치질 중 가장 많은 질병은 치핵이다.

치핵은 초기에는 대개 자각증상이 없는 것이 보통이다. 여기에 섭생불량 등의 원인이 가해지면 그때 자각증상이 나타난다.

증상으로는 항문 내부에 중압감이나 타는 듯한 느낌, 허리에 둔한 통증이 있다.

또, 배변 후에도 변이 남아 있는 것 같은 느낌을 주거나 항문내에 이물異物이 들어 있는 것 같은 느낌을 준다. 심해지면 출혈이 되기도 하고 항문 주위가 부어 오르며, 배변시 항문 점막이 밖으로 나오기도 한다.

지나친 가공식품 선호 및 정맥의 탄력성 저하에 기인하는 일종의 정맥류로서, 체질의학적으로는 소음체질에 많은 질환으로 현대의학에서 난치질환류에 포함되는 질병이다.

　식사요법으로는 섬유질이 많은 음식물을 많이 섭취하고 변비에 걸리지 않도록 하는 것이 매우 중요하다. 정기적인 장세척과 하복부 운동을 많이 하는 것이 좋다.

　좌욕으로 항문의 청결함을 항상 유지하고, 동물성식품, 육류나, 생선 등의 식품은 되도록 적게 먹는다. 특히 좋은 음식으로는 미역, 다시마, 양배추 등을 국 또는 반찬으로 많이 먹는 것이 좋다.

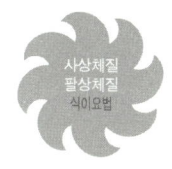

# 만성 소화불량
### 태양

    체질의학적으로 태양체질에 많은 질환으로 볼 수 있다. 체질의학 연구에 의한 태양체질의 만성소화불량증의 특징으로는 육류나 민물 생선류를 먹으면 더더욱 소화가 잘 안된다는 점과, 양약이나 한약재의 사용에도 특별한 효험을 보지 못했다는 것을 들 수 있다.

    식이요법으로는 백미·보리·검은콩을 주식으로 하고 반찬으로는 잎야채·배추·양배추를 많이 먹도록 하고, 당근·도라지·더덕·무 등의 모든 뿌리야채는 일체 금해야 한다. 특히 새우·조개·굴·게·오징어·청어·꽁치·고등어 등의 어패류나 등푸른 생선을 많이 먹도록 한다.

    위가 더부룩하고 먹고 싶은 생각이 없으며, 가스가 차고 구역질이

나는 증상이 있다면, 대개 소화불량이다. 흔히 배탈이라고 표현하는 이 소화불량은 무절제한 식사 때문에 위점막이나 소장·대장에 염증이 생기거나 정신적 스트레스 때문에 나타나기도 한다. 불규칙하고 무절제한 식사와 스트레스에 의한 위산과다나 위산부족이 다 원인이다. 이런 증상은 위 내용물이 정상적으로 배출되지 않아서 나타나는데 위액 배출에 영향을 주는 것에는 음식물의 유동성과 정신 상태가 있다.

몇끼 굶은 뒤 허겁지겁 식사를 한다든지, 안주없이 많은 술을 마신다든지 하면 위액 배출 시간에 이상이 생겨 문제가 되는 것이다. 또 불쾌하고 화가 난 상태에서는 음식을 먹어도 위액 분비나 위 운동이 억제되기 때문에 소화가 되지 않는다. 입과 식도를 통해서 위로 넘어온 음식을 위에서는 차곡차곡 쌓았다가 조금씩 십이지장으로 내보내는데, 위액 분비가 되지 않으면 배출하는데 오랜 시간이 걸린다. 2~3시간이면 비워질 위 내용물이 그 이상이 지나도 위에 남아 있으면 속이 더부룩 하나 소화불량에 걸렸을 때 생약과 양약이 복합처방된 소화제를 먹는 것도 좋다. 하지만 무엇보다도 위를 혹사시키지 않는 것이 중요하며 규칙적인 식사를 하고 과식하지 않으며 맵거나 찬 음식을 피하고 쓸데없이 약을 먹지 말아야 한다. 건전한 취미 생활로 스트레스를 푸는 것도 위를 건강하게 하는 한 방법이다.

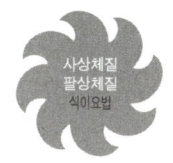

# 신부전증
## 소음

    신장병은 신 기능의 약 80% 정도가 고장난 뒤에나 자각 증세가 나타나는, 조기발견이 어려운 병이다. 게다가 약물 과용이나 세균 감염이 원인이 되는 상황 말고는 발병 원인이 뚜렷하지 않아 예방법이 아직 없는 질환이다. 신장병은 40대 발병률이 가장 높으며 아주 서서히 진행되고 자기도 모르는 사이에 치명적이 되기 때문에 정기적인 진단이 필요하며, 소변에 이상이 생기거나 몸이 자주 붓거나 요통이 생길 때에는 신장병 검사를 해봐야 한다.

    신부전 초기에는 소변이 항상 묽고, 낮에 마신 물이 다 배설되지 못하여 밤중에 자주 일어나 소변을 보게 된다.

    급성신부전의 경우에는 소변양의 감소와 함께 식욕부진, 구역질 등의 소화기 증상과 두통·불안감 등의 정신적 증상이 나타난다.

　체질의학적으로는 소음체질에 많이 나타나는 질환이다. 식사법으로는 현미·찹쌀·흰콩·강남콩을 주식으로 하고 보리·팥·검은콩은 금지하며, 야채 위주의 반찬·해조류·된장·두부가 좋다. 생수는 하루 2,000cc 이상을 마시는것이 좋다. 참기름, 콩기름 천일염을 사용한다. 모든 간식을 금하고 과식을 특별히 주의한다. 체질에 맞는 건강식품, 솔잎, 구연산, 로얄제리를 먹는 것이 좋다. 충분한 휴식과 적당한 운동을 한다. 태음인의 경우 수박껍질 말린 것에 꿀을 넣어 함께 달여서 복용하거나, 잉어 한 마리에 황기 30g, 생강 9g을 달여서 먹으면 좋다. 소음인이나 태음인의 경우 옥수수 수염차를 수시로 마셔도 좋다.

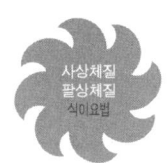

# 두통
## 소음

두통은 가벼운 감기에 걸리거나 숙취 과정에서 흔히 나타나는 일반적인 증상이지만 때로는 가볍게 취급하면 위험할 수도 있다. 만성 두통은 주로 머리 주위에 있는 신경에 어떤 자극이 가해져 나타나는데, 그 자극의 원인은 여러 가지로 구분된다.

1. 혈관성 두통…머리 주위 혈관이 확장되어 신경에 자극이 가해져 두통이 나타난다.
2. 근수축성 두통…머리에 있는 근육이나 근막이 수축하여 신경이 자극을 받아 나타난다.
3. 관인성 두통…뇌 내부에 생긴 종양으로 인해 뇌 주위의 수막이나 혈관이 압박 받으므로 나타난다.

**4.** 신경통에 의한 두통…머리 주위의 신경 자체에 염증이 생겨 나타난다.

만성 두통은 대부분 뇌와는 관계가 없으나 견인성 두통만은 드물게 뇌질환의 원인이 되므로, 이 경우 만성두통을 방치하면 생명이 위험하다.

스트레스는 혈관성이든 근수축성이든 만성두통을 일으키는 큰 원인이 되고 있다. 전근·이전·승진 등 수없이 많은 변화 요인 중 자신이 느끼는 스트레스의 원천을 찾아 그것을 푸는 것이 치료와 예방의 첫걸음이다. 체질의학적으로는 소음체질에 많은 질환이다.

충분한 휴식과 커피, 홍차, 담배, 술 등은 금하는 것이 좋다. 특히 자극성이 많은 음식과 과식을 삼가하고 땀을 많이 흘리는 것은 좋지 않다. 찬 음식은 피하고 하체운동보다 상체 운동을 많이 하는 것이 좋다.

특히 녹차, 솔잎차 등과 인삼에 생강을 넣어 달여 먹어도 좋다. 귀나 코, 치아에 이상이 있어도 만성 두통이 될 수 있으므로, 일상생활에서 자신을 깨끗히 하는 것이 예방책이라 하겠다.

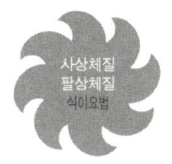

# 만성장염
## 태음

장염이라 해도 소장에서 생긴 경우와 대장에서 생긴 경우 증상이 다르다. 소장염에서는 열이 높고, 식욕부진, 설태舌苔, 배꼽부위 복통 등이 생기는 경우가 많다. 대장염에서는 설사와 왼쪽 아랫배의 아픔이 주된 증상이다.

급성에서 만성으로 옮겨지는 형과 처음부터 만성인 두 가지가 있다. 염증은 보통 대장에서 일어나며 신경질적인 사람에게 많고 대장이 아래로 늘어지든지 너무 긴 사람에게도 일어난다. 만성위염으로 인해 위산이 모자라거나 만성의 담낭, 췌장염으로 설사, 변비가 되풀이 되어 병이 진행된다.

체질의학적으로는 태음인 체질에 많은 질환이다. 주식으로는 현미·찹쌀·흰콩·강남콩·율무·붉은팥으로(검은콩·보리·검은팥 제외)하고, 감자·연근·표고버섯·송이버섯·다시마·무·미역·돗나물·두부·마늘·유산균제제를 꼭 섭취하도록 한다.

특히 태음인, 소음인 체질의 경우 부추 250g과 생강 30g을 같이 달여 먹으면 상당히 좋다.

주의사항으로는 육류나 생선 등의 동물성 식품은 국이나 찌게에 들어간 정도의 적은 양만 섭취토록 한다. 또한 음식 조리시 흰소금, 흰설탕, 들기름 등은 일체 금하고, 참기름, 콩기름, 천일염(호렴)등을 사용한다. 떠도는 건강식품을 맹신하지 말고 구연산 또는 로얄제리를 권장한다.

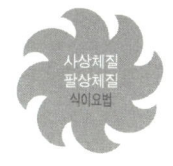

# 요통, 관절염
## 소음

관절염의 대표적인 질환으로는 관절 류머티즘과 골관절염 두 가지가 있다. 특히 골관절염은 노인성으로써 무릎이 아프고 일상의 기거 동작이 힘들고 계단을 오르내릴때 불안정하며, 한번 걷고 나면 수월해지나 과로하게 걸으면 또 아프기 시작하는 증상이 나타난다.

편중된 영양의 부조화로 인한 칼슘 부족과 신장 기능의 저하로 나타나는 현상으로도 볼 수 있다. 체질 의학적으로 소음 체질에 많은 질환이다.

식사법으로는 현미잡곡식에 칼슘이 풍부한 해조류, 즉 미역·김·다시마와 아욱을 특히 많이 복용토록 한다. 운동법으로는 골프·수영·테니스 등은 피하고, 사우나 또는 하루 30분 정도의 산보가 좋다.

　주의점으로는 술·담배·카페인 음료를 절제하고, 또한 건강식품을 맹신하지 말아야 한다. 권장할 수 있는 건강식품으로는 구연산·클로레라·로얄제리 등을 들 수 있다. 태양인의 경우 모과차가 좋으며, 태음인의 경우 호도(30g)에 돼지콩팥(2개) 볶음요리가 매우 좋다.

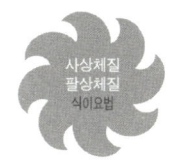

# 불면증
## 소음

옛날에는 불면증이나 수면장애를 질병으로 취급하지 않았으나, 최근에는 불면증, 수면장애 자체가 기질적 원인과 기전이 있기 때문에, 이에 대한 적절한 치료 방법이 강구되어야 하며 하나의 독립된 질환으로 다루어야 한다는 주장이 압도적이다.

체질의학적으로 소음인 체질에 많은 질환이다. 먼저 금기식품으로는 인스턴트 식품과 자극성 있는 식품이다. 주로 야채류 위주의 식사가 좋으며 육류나 생선 등의 동물성 식품은 적게 먹는 것이 좋다. 특히 대추·녹차·솔잎차·푸른상추·양배추를 많이 먹는다. 운동법으로는 많이 움직이는 운동보다는 적은 움직임으로 효과를 볼수있는 운동이 좋으며 사우나 또는 각탕법도 좋다.

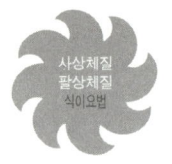

# 비만증
## 소음

　배가 나오면 '인격'이니 '사장배'라고 좋아하던 시대는 가고 보리고개도 잊은 지 오래이다. 살을 빼고 싶어 애를 태우는 사람이 많다. 아예 굶어버리는 사람도 있다. 그러다가 진짜 영양결핍증으로 건강도 망치고 몸매도 망친다. 최근 영양학의 급속한 발전으로 비만증은 일종의 신종 영양결핍이라는 사실이 밝혀졌다. 잘 먹어서 살이 찐다고 생각하는 사람은 어리둥절할 일이다.

　너무 과식하는 사람이나 도무지 움직이지 않는 사람은 돈을 들일 것 없이 덜 먹고 많이 움직이면 될 일이다. 체질 의학적으로는 소음 체질에 가장 많이 나타나는 질환이다. 식사법으로는 현미·찹쌀·흰콩·강남콩을 주식으로 하고, 보리·팥·검은콩은 금한다. 특히 미역·김·다시마·양배추·호박·표고버섯·녹차·솔잎차를 많이 먹도록 한다. 주의할 점으로는 동물성 식품은 되도록 적게 먹고, 밀가루 제품·가공음료수·간식·찬음식은 일체 금한다. 적당한 운동법으로는 상체 운동을 많이 하고, 소음인 체질의 경우에는 수영을 금한다.

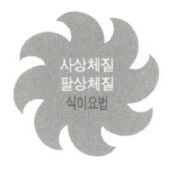

# 악성 여드름
## 소음 Ⅱ

여드름 발생원인은 생각보다 단순하지 않다. 호르몬 분비설, 스트레스설, 자외선 작용설 등 수없이 많다. 또 여드름 발생부위에 따라 그 원인도 다르다는 것이 일반적 학설이다. 얼굴에서도 이마에 심하게 난사람은 호르몬 부조화나 머리칼의 자극 또는 머릿기름 등 머리칼 화장품을 이용함으로써 잘 생긴다. 눈밑 뺨에 난 사람은 위장이나, 간기능 장애, 지방과다 섭취에 문제가 있다고 본다. 그 외 변비가 심한 사람 또는 스트레스를 많이 받는 사람도 뺨에 두드러진다. 입술 주위에 나는 경우는 비타민 부족일 경우가 많고 여성은 생리 때문에 악화와 호전이 반복되고 턱에 많이 나는 사람은 칼슘 부족 증세나 빈혈을 의심해 볼 수 있다.

여드름이 얼굴에만 생긴다고 생각하는 사람이 많다. 그러나 여드름 발생부위인 피지선은 온몸에 분포되어 있으며 목밑, 앞가슴 등에도 많이 분포되어 있으므로 이부위에도 발생할 수 있다.

여드름은 발생 초기에 부위별 원인을 제거하면서 치료해야 하며, 스테로이드 계통의 약을 남용하는 등 일시적 방법으로 치료해서 흉터를 남기는 어리석은 일은 하지않는것이 좋다. 겉으로 나타나는 질환으로 매우 신경이 쓰이는 질환인 여드름은 체질의학적으로 소음인 II형에 매우 많은 질환으로 체질식 식이요법으로 쉽게 치료되는 질환이기도 하다.

식사법으로는 현미식에 야채 반찬 위주의 식사법이 좋고 비타민 C를 많이 보충하는 것이 좋다. 특히 주의할 점은 모든 밀가루 제품(과자, 빵, 국수류)과 정제가공식품을 일체 금해야 한다.

특히 좋은 식품으로는 표고버섯, 양배추, 미역 등을 많이 먹도록 한다. 항상 몸의 청결에 유의하고 자극성이 많은 화장품 또는 비누, 샴푸 등은 피하는 것이 좋다.

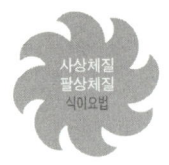

# 중풍
## 소음

　중풍은 노인들에게 가장 고약한 질환으로 현재 중풍으로 인한 사망률이 매우 높고, 생명을 건졌다 해도 그 후유증이 심하여 환자 자신이나 간병하는 사람들을 힘들게 한다. 중풍의 증상은 갑자기 쓰러져 정신을 차리지 못하고 나중에는 입이 돌아가고 차츰 몸의 반쪽 혹은 전부를 움직이지 못한다. 중풍은 한번 발병하면 회복되기가 어렵기 때문에 평소 몸 관리를 철저히 해야 한다.

　체질의학적으로 소음체질에 많이 발생되는 질환이다. 식사법으로는 현미잡곡식(현미 · 찹쌀 · 흰콩 · 강남콩 · 보리 · 팥 · 검은콩 제외)을 주식으로 하고, 육류나 생선 등의 동물성 식품은 되도록 금하는 것이 좋다. 특히 감자, 파래, 김 등을 많이 먹고 생수를 하루에

2,000cc이상 마시면서 숙변을 주기적으로 배출시켜주어야 한다. 주의점으로는 과일류나 견과류 등의 간식은 일체 금하고 매일 일정한 운동으로 자연 치유력을 키워주는 것이 필요하다.

전체질에 맞는 특효 음식 조합으로는 솔잎에 파슬리 쥬스가 좋으며, 태음인의 경우 갈근가루 30g, 쌀 100g으로 죽을 쑤거나, 생땅콩을 양조 식초에 불려서 먹으면 좋다. 소양인의 경우 미나리탕이 좋으며, 매실 말린 것이나 엑기스에 등푸른 생선을 함께 복용하면 좋다. 중풍의 직접적인 원인이 뇌출혈인지 뇌경색인지 부터 진단하는 것이 중요하다. 이 원인을 몰라 자칫 반대의 섭생법을 하게되면 더 위험할수가 있기때문이다.

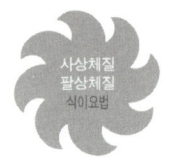

# 불임증
## 소음

　종족보존의 본능은 모든 생명체에 있어서 마찬가지이다. 결혼한 지 2년 정도 지나고 피임의 방법을 쓰지 않아도 아이가 없다면 불임으로 본다. 불임의 30%를 차지하는 가장 높은 원인은 주로 난관이 유착되었거나 폐쇄된 경우, 혹은 수술시에 손상된 경우이다.

　현대의학에서는 체외수정을 통해 시험관 아이를 낳을 수 있지만 체질의학 식이요법으로는 균형 있는 식사를 원칙으로 하며, 단백질과 비타민 특히 미역·무 + 다시마를 국 또는 반찬으로 많이 먹는다. 금기식품은 자극성이 있는 식품이나 인스턴트 식품을 들 수 있다. 자연치유력을 증진시킬 수 있는 적절한 운동과 인삼에 생강을 넣어 달여먹으면 도움이 된다.

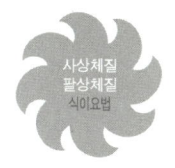

# 노인성 치매
## 소양

노인성 치매의 경우 건망증은 심해지지만 옛일의 기억은 말짱하다. 장소나 시간에 대한 개념이 없어서 자신이 어디에 있는지도 모른다. 감정·의사기능에 이상이 생겨 무슨 일에나 싱글벙글하며 본능적인 욕구를 못 참는 경우도 있다.

대소변을 가리지 못하고 목적없이 배회한다. 또 허둥대거나 어처구니 없는 말을 하기도 하며, 환각이나 피해망상의 증상도 따른다. 때로는 심한 불안이나 고민이 따르며, 특이한 증상으로는 무사태평하며 붙임성도 좋으며 늘 바쁜 듯이 서둘기도 한다. 무슨일에 대해 그럴듯하게 말을 꾸며대는 수도 있다.

노인성 치매는 노인의 정신질환 중 가장 대표적인 것이다. 이는 알츠하이머병과 뇌혈관성 치매로 나뉜다. 뇌혈관성 치매는 뇌의 혈관성 병변 때문에 일어나는 것으로 뇌출혈·뇌혈전·뇌동맥 경화 등 중풍으로 인한 것이다. 동양에서는 구미 지역과 달리 이 뇌혈관성 치매가 차지하고 있는 비율이 노년 치매, 초로기 치매보다 높다고 한다. 알츠하이머 치매는 서서히 진행되기 때문에 초기에는 일반 건망증으로 오해하고 지나친다. 뇌혈관성 치매는 중풍 발작이나 혈전의 진행으로 급격한 발생을 보인다. 처음에는 건망증으로 오인하기 쉬운데, 오래된 과거에 대한 기억은 멀쩡한 반면 최근의 일과 현재에 일어난 사실은 금방 잊는 기명장애가 나타난다.

두통·현기증·불면증을 호소하는 증상과 부적절한 행동·무분별한 언사·공격 및 충동적 행위가 나타나고, 실어증·실행증·실인증 등이 생긴다. 병이 심하게 진행되면 불수의적 장애가 나타나며 보행장애, 배변장애가 나타난다. 보통 폐렴이나 비뇨기계 감염으로 사망하게 된다.

원인은 정상적 노화현상에 의해 매년 5% 이상의 신경세포 소실이 있고, 효소 체계의 위축이 있어 신경전달 물질의 합성이 방해된다. 특히 아세틸콜린의 결핍이 현저하고 뇌세포 내의 알루미늄과 망진의 농도가 상승되어 있어, 이들이 신경계에 대해 신경독성으로 작용하리라는 가설이 있다.

노인성 치매는 평균 수명의 연장에 따라 갈수록 증가 추세에 있다. 체질의학적으로 소양체질에 많은 질환으로 볼 수 있다. 백미·

보리·검은콩을(현미·흰콩 제외) 주식으로 하고, 배추·양배추·푸른 상추·푸른 야채·시금치·열무·무·연근·토란·가지 등을 반찬으로 하고, 특히 영지와 운지를 달여 먹는 것이 좋다. 야채즙으로는 솔잎, 신선초, 케일, 컴푸리, 미나리 등이 매우 좋다. 육류나 생선 등의 동물성 식품을 일체 금하고 조개, 게, 새우 등의 어패류를 많이 먹는다.

　태음인의 경우에는 당근즙과 호두를 항상 상복하는 것이 치료에 도움을 준다.

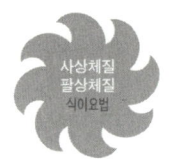

# 빈혈
## 소음

혈액을 구성하는 것 중에는 적혈구, 백혈구, 혈소판 및 혈장 등의 응고 인자들이 많다.

혈액 중의 적혈구 수와 혈 색소량(헤모글로빈)이 건강인에 비해 감소된 상태를 빈혈이라 하는데, 쉽게 설명한다면 혈액의 농도가 낮아진 상태라고 말할 수 있다. 적혈구가 하는 중요한 일은 우리몸 구석구석까지 산소와 영양분을 충분히 전달해 주는 것이다. 그런데 만일 필요한 만큼의 적혈구를 공급해 주지 못하면 적혈구 부족증상에 따르는 기능이상으로 인해 신체 각 부분에서 빈혈이라는 증상이 나타나게 되는 것이다. 빈혈은 철결핍성 빈혈, 악성빈혈, 응혈성 빈혈,

재생불량성 빈혈, 출혈성 빈혈 등으로 나눌 수 있다.

이중 철결핍성 빈혈이 가장 많은 비중을 차지한다. 특히 여성들은 정도의 차이는 있으나, 28% 정도가 철결핍성 빈혈을 가지고 있다. 음식물의 불충분한 철함량, 흡수장애, 철분 수용량의 증가, 피를 흘리는 것 등인데 출혈로 인한 만성실혈이 가장 큰 원인이다.

체질의학적으로는 소음 체질에 많이 나타나는 질환이다. 주식으로는 현미·찹쌀·흰콩·강남콩을 주식으로(보리·팥·검은콩 제외)하고, 시금치·양배추·푸른 상추·닭고기·꿀·두부·쑥차·솔잎·미역·김·다시마 등을 많이 먹도록 한다. 특히 소음과 태음의 경우에는 메조와 인삼을 함께 넣어 달여 먹는 것이 좋다. 또 끓이지 않은 물이나 생수를 하루 2,000cc 이상 먹도록 한다. 수분이 부족하면 신진대사가 잘 되지 않아 몸속의 노폐물이 축적되어 피가 더러워지기 때문이다.

케일, 신선초, 컴푸리 등의 녹즙은 일체 금하고 같은 양의 운동에 비해 몸에 무리가 적은 운동법을 선택하여 행하는 것이 좋다.

또한 소양인을 제외한 세 체질은 김을 데쳐 먹고 양상추국을 끓여 복용한다. 태음인, 소음인 체질은 쇠꼬리를 쪄서 생강·후추로 양념하여 복용하거나 부추·참깨무침이 좋다. 소양인에게는 미나리를 데쳐서 유정란 껍질 분말을 뿌려서 함께 복용하면 좋다.

■ 매트릭스(Matrix)

| 체질 \ 질환 | 1 당뇨 | 2 간 | 3 고혈압 | 4 알레르기 체질 | 5 갑상선 | 6 폐결핵 | 7 정신불안 |
|---|---|---|---|---|---|---|---|
| 태양 | 보리 | 컴프리 | 메밀 | 오이 | 미역 | 로얄제리 | 녹차 |
| 태양 | 쥐눈이콩 | 케일 | 검은깨 | 포도 | 복숭아씨 | 구연산 | 표고 |
| 소양 | 보리 | 오미자 | 메밀 | 비타민E | 검은콩 | 구기자 | 연실 |
| 소양 | 구연산 | 돌미나리 | 영지 | 검은깨 | 돼지꼬리 | 연근 | 푸른상추 |
| 태음 | 현미 | 소간 | 솔잎 | 당근 | 호두 | 더덕 | 호박 |
| 태음 | 칡 | 돗나물 | 토마토 쥬스 | 우엉 | 다시마 | 파 | 양파 |
| 소음 | 시금치 | 포도당 | 감자 | 참기름 | 미역 | 개고기 | 대추 |
| 소음 | 현미 | 냉이 | 파래 | 야콘 | 다시마 | 로얄제리 | 쑥 |

| 질환\체질 | 8 위궤양 | 9 기관지 | 10 전립선 | 11 빈혈 | 12 변비 | 13 치질 | 14 소화불량 |
|---|---|---|---|---|---|---|---|
| 태양 | 쑥 | 모과 | 파래화분 | 전복 | 들기름 | 솔잎 | 배 |
| 태양 | 굴 | 곶감 | 머루 | 홍합 | 아욱씨 | 감식초 | 파인애플 |
| 소양 | 케일 | 잣 | 참외 | 컴프리 | 표고 | 클로렐라 | 무 |
| 소양 | 미나리 | 돼지허파 | 녹두 | 돼지고기 | 우엉 | 쑥 | 호박 |
| 태음 | 알로에 | 도라지 | 수박 | 시금치 | 토란 | 참깨 | 토마토 |
| 태음 | 양배추 | 은행 | 붉은팥 | 소고기 | 고구마 | 감자 | 생강 |
| 소음 | 부추 | 호두 | 옥수수 수염 | 꿀 | 콩비지 | 마늘 | 찹쌀 |
| 소음 | 민들레 | 생강 | 은행 | 닭고기 | 복숭아씨 | 사과식초 | 두부 |

| 질환\체질 | 15 신장염 | 16 만성장염 | 17 요통 | 18 비만증 | 19 암 | 20 정력 |
|---|---|---|---|---|---|---|
| 태양 | 검은콩 | 감 | 오가피 | 검은팥 | 와송 | 왕새우 |
| 태양 | 호박 | 아욱 | 가지 | 다시마 | 클로렐라 | 가시오가피 |
| 소양 | 수박 | 매실 | 연잎 | 두부 | 신선초 | 뱀 |
| 소양 | 로얄제리 | 완두콩 | 솔잎 | 샐러리 | 운지 | 돼지귀 |
| 태음 | 꿀 | 유산균제제 | 수수 | 율무 | 로얄제리 | 녹용 |
| 태음 | 구연산 | 마늘 | 소꼬리 | 미역 | 와송 | 해삼 |
| 소음 | 클로렐라 | 구연산 | 흑염소 | 표고 | 홍삼 | 인삼 |
| 소음 | 천일염 | 사과 | 참깨 | 녹차 | 와송 | 바다장어 |

chapter **3**
# 체질에 맞는 음식조합

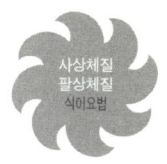

# 체질 판정을 위한 기준식품표

| 식품 \ 체질 | 태양 | 소양 | 태음 | 소음 |
|---|---|---|---|---|
| 오이 | ○ | ○ | ○ | × |
| 당근 | × | × | ○ | × |
| 감자 | ○ | × | ○ | ○ |
| 무우 | × | ○ | ○ | ○ |

○ 유익한 식품    × 해로운 식품

※ 모든 체질의 Ⅰ형은 VIP(○) PASSPORT(×)

　 모든 체질의 Ⅱ형은 VIP(×) PASSPORT(○)

## 보신탕 · 추어탕 · 김장김치 · 복매운탕

**보신탕에 들깨가루를 넣지 마라**

개고기는 태음인과 소음인에게만 유익하다. 반면에 들깨가루는 태양인과 소양인만이 유익하다. 그러므로 개고기를 들깨가루와 함께 먹게 되면 어느 체질하고도 적합하지 않게 되므로 태음인과 소음인은 보신탕에 들깨가루를 첨가하지 않고 먹는것이 유익하다.

**추어탕에 산초가루를 넣기 전에 잠깐!**

미꾸라지는 모든 체질에 유익하나, 산초가루는 태음인과 소음인에게만 유익하다. 그러므로 태양인과 소양인은 추어탕을 먹을 때 산초가루를 넣지 않고 먹는 것이 이롭다.

**김장김치에는 젓갈을 두 가지 준비하라**

배추는 태양인에게 좋고, 무는 태음인과 소음인에게 좋다. 소양인은 무와 배추가 모두 좋다. 젓갈에 있어서는 멸치젓이 모든 체질에 이로우며, 태양인은 배추김치에 새우젓을, 태음인과 소음인은 무김치에 멸치젓을, 소양인은 배추·무 김치에 새우젓을 사용하는 것이 좋다.

**복매운탕에 미나리는 소양인만이**

복어는 태양인과 소양인에게만 유익하고 미나리는 소양인에게만 유익한 음식이다. 태양인은 복어를 미나리를 빼고서 먹는 것이 좋고, 소양인은 복매운탕에 미나리를 듬뿍 넣어 먹는 것이 이롭다.

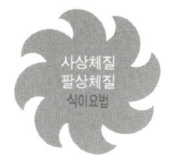

# 체질별 음식조합

### 태양인

　태양인에게 좋은 조개탕은 쑥갓을 곁들이면 맛도 좋아질 뿐 아니라, 영양적으로도 조화를 이룬다. 조개류에는 양질의 단백질과 철분이 함유되어 있으나, 적혈구 생성에 도움이 되는 엽록소, 비타민 A와 C는 부족한 편이다. 바로 쑥갓이 이들을 보충해 주는 식품인 것이다. 쑥갓에는 칼슘, 비타민 A와 C가 풍부하기 때문이다.

　아욱국을 끓일 때는 새우와 함께 하면 좋다. 아욱에는 단백질, 지방, 비타민 A와 C, 무기질과 칼슘이 채소 중 가장 많이 들어 있는 편이다. 그러나 필수 아미노산 중 메치오닌과 라이신 등은 적은 편이며, 비타민 $B_2$나 $B_{12}$ 등은 거의 없는 편이다. 반면, 새우는 주성분이 단백질이며 필수 아미노산을 골고루 갖고 있고, 비타민 $B_6$, $B_{12}$등도 함유하고 있어서 아욱과 새우는 영양적으로 균형이 맞는 것이다.

두부는 미역과 조화를 이뤄 먹으면 몸에 좋다. 두부에 부족한 요오드를 미역에서 보충할 수 있기 때문이다.

된장에는 부추가 어울린다. 된장에는 우수한 단백질이 있지만, 비타민 A와 C가 부족하다. 이는 부추를 먹음으로써 보완할 수가 있다. 또한 그린 샐러드에는 토마토케첩을 곁들여 먹으면 좋다.

수정과를 마실 때는 잣을 띄우면 보기도 좋고, 영양적으로도 좋다. 왜냐하면 감의 떫은 맛 성분인 타닌 성분의 단점을 보완해주는 것이 잣이기 때문이다.

또 잣에는 철분이 많으므로, 곁들이면 빈혈 예방에도 도움이 된다. 한편 당질과 지방이 지나치게 들어 있는 초콜릿에는 아몬드를 넣어 칼슘, 철, 비타민 등의 영양소를 보충한다.

참치를 회로 먹거나 다른 방법으로 먹을 때 간장을 함께 하면 좋다고 한다. 또한 배추 김치를 담글 때에는 새우젓을 넣어서 하면, 맛도 좋고 체질적으로도 어울리는 식품이 된다. 지방이 적은 김을 구울 때에는 기름, 특히 들기름을 바르면 맛과 영양, 색깔, 체질적인 배합이 잘 어울리게 된다.

### 소양인

여름철 별미인 냉면은 입맛을 돋구는 음식 중 하나이다. 이 냉면에 새콤한 식초를 넣으면 더욱 맛이 나며 식욕을 불러 일으키게 된다. 매실과 차조기도 소양인에게 잘 어울리는 음식 중 하나이다. 식물인 차조기잎에는 정유 성분이 함유되어 있어 매실에 좋은 향기를 주고 부패 세균을 방지하는 데도 유익하다. 수정과에 잣을 띄워서 마시면 역시 좋다. 소주에는 오이, 산낙지에는 초고추장을 찍어 먹으면 맛이 산뜻하다.

생선인 참치에는 간장을 곁들이면 어울리는 조합이 된다. 또, 김치를 담글 때는 소양인은 새우젓이 어울린다.

불고기를 먹을 때에는 들깻잎을 곁들이면 좋다. 쇠고기의 주성분은 단백질로 그 외의 비타민 A나 C는 거의 없는 편이다. 그런데 들깻잎에는 쇠고기에 없는 칼슘이나 철분, 비타민 A나 C가 풍부하므로 어울리는 식품이라 할 수 있다.

스테이크를 먹을 때는 파인애플을 넣거나 후식으로 먹으면 소화가 촉진된다. 파인애플의 브로멜린이라는 성분이 고기를 연화시키는 작용을 하기 때문이다.

한편, 돼지고기에는 표고버섯이 어울린다. 이는 표고버섯이 영양의 균형을 이룰 뿐 아니라, 콜레스테롤의 흡수를 억제시키고, 혈압을 낮추는 등 성인병 예방에 도움이 되기 때문이다. 또 돼지 족발에는 새우젓이 어울린다. 기름진 돼지고기를 먹고 소화가 잘 안되는 사람도 있을 것이다. 이때 새우젓을 곁들이면, 소화가 잘 되고 맛도 조화를 이루게 되는 것이다.

복어탕을 먹을 때 미나리를 넣어 함께 끓이면, 미나리의 향미 성분과 함께 어느 정도 해독 작용을 기대할 수 있다. 미나리는 정신을 맑게 하고 혈액을 보호하는데 유효하다고 알려져 있다.

비타민 A와 C, 칼슘이 풍부한 쑥을 쌀과 버물러 섭취하면 쌀의 부족한 성분을 보완할 수 있어 좋다.

시원한 조개탕을 먹을 때 쑥갓을 함께 넣으면 상큼한 맛뿐 아니라 영양적인 효과도 기대할 수 있다. 쑥갓에는 조개류에 없는 엽록소, 비타민 A와 C 등이 많기 때문이다.

아욱국을 끓일 때 새우를 넣으면 역시 맛과 영양 효과를 볼 수 있다. 또한, 굴 요리를 먹을 때 레몬을 함께 하면 좋다. 굴은 변질되기 쉬운 식품인데 산도가 강한 레몬이 이것을 어느 정도 방지해 주기 때문이다. 레몬의 신맛으로 나쁜 냄새가 가시게 되고, 세균에 대한 번식 억제와 살균 효과도 기대할 수 있는 것이다.

### 태음인

닭고기와 잉어는 얼핏 보면 어울리지 않을 듯 하지만, 상호 보완관계에 있는 식품이다. 즉 서로 부족한 아미노산을 보완해 주어 그 효과를 높일 수 있으며, 콜레스테롤의 함량이 비교적 많은 닭고기는 이것을 낮추어 주는 불포화지방산을 많이 함유하고 있는 잉어와 어울려 콜레스테롤을 저하시킬 수 있게 된다.

추어탕을 끓일 때에는 산초를 넣어 그 비린 맛을 제거할 수 있고,

독특한 풍미가 있게 되니, 이 둘은 어울리는 식품이라 하겠다.

또 여름철 생선회를 잘못 먹으면 식중독이 될 위험이 있는데, 여기에 생강을 곁들이므로써 어느 정도 예방할 수 있다. 생강은 살균력을 갖고 있기 때문이다. 잉어에 붉은팥을 넣고 삶으면, 팥속의 사포닌이라는 성분이 우러나와서 체내의 수분을 배출하는데 도움을 준다. 이것 역시 조화를 이루는 식품이라 하겠다.

두부 역시 미역과 먹으면 부족한 요오드를 미역으로부터 보충할 수 있다. 또 부추에는 비타민 A, C가 풍부하므로, 이것이 부족한 된장에 곁들이면 보완이 될 것이다.

시금치는 훌륭한 식품이지만, 수산이 함유되어 있어서 과잉 섭취 시 결석이 유발된다. 따라서 이는 칼슘을 보완하여 약화시켜야 하는데, 바로 참깨에 있는 칼슘을 이용하면 아주 좋다.

토란은 아린 맛이 나는데, 수산석회 성분 때문이다. 이는 체내에 쌓여 결석의 원인이 되기도 한다. 이러한 유해성분은 다시마를 함께 먹음으로써 어느 정도 체내로 흡수되는 것을 막을 수 있다.

비타민 A가 많은 당근은 식용유(콩기름, 참기름)로 조리해 섭취함으로써 그 효과를 높일 수 있다.

소주는 맛이 강한 자극취를 갖고 있다. 이를 오이와 함께 먹음으로써 그 자극취를 줄이고 순하게 할 수 있다. 오이가 이 자극적인 맛을 흡수하기 때문이다. 또 지방이 부족한 김에는 기름을 곁들이는 것이 좋은데, 태음인의 경우 참기름이 좋다.

개고기에는 생강을 넣어 먹으면 어울린다. 태음인에게는 무김치가 좋은데, 김치를 담글 때 새우젓이 아닌 멸치젓을 넣으면 맛과 영양과 체질적인 배합이 조화를 이룬다.

### 소음인

찹쌀은 좋은 식품이지만, 지방이 적고 칼슘과 철분, 섬유의 함량이 적다. 이것을 보완해주는 식품이 바로 대추이다. 또한 시각적 효과로도 붉은 대추는 한 몫을 하고 있다.

소음인에게 좋은 인삼은 인체에 매우 유익한 효과를 주지만, 열량이 별로 없는 것이 단점이다. 따라서 이 부족한 열량을 공급하려면 꿀과 함께 먹는 것이 좋다. 꿀 100g을 먹으면 약 300kcal의 열량을 낼 수 있다.

이외에도 닭고기와 인삼, 닭고기와 잉어를 함께 먹으면 좋다. 추어탕에는 산초를 넣고, 생선회에는 생강을 곁들이면 유익하다. 된장과 부추도 어울리는 식품이며, 김에 소음인은 참기름을 바르면 좋고, 개고기에는 생강을 곁들이면 좋다. 또 무김치에는 멸치젓을 넣으면 효과가 좋다.(그 이유는 태음인의 경우와 동일하다.)

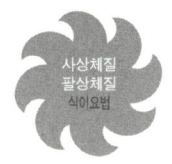

# 모든 체질에
# 유익한 음식

### 쌀 (백미)

쌀의 주성분은 녹말로 74% 이상이나 되어 인체가 필요로 하는 에너지를 쉽게 공급할 수 있다. 이 녹말은 질이 좋아 소화 흡수율이 거의 100%에 이른다. 또한 6% 이상의 단백질을 지니며, 그 영양적인 질이 식물성 중에서는 가장 우수한 것으로 되어 있다.

또한 나트륨이나 지방질이 적은 데다가 콜레스테롤이 들어 있지 않아서 비만을 걱정하는 사람이나 다른 곡물에 알레르기를 일으키는 사람에게는 아주 적당한 식품이다. 또한 복합 탄수화물이 높이 평가 받고 있는데, 그런 점에서 보면 쌀은 가장 뛰어난 곡물이다. 쌀은 맛이 담백하며, 오래 먹어도 물리지 않는 특징을 가지고 있다.

### 강남콩

강남콩의 단백질은 글로블린이 많은데, 필수 아미노산으로 라이신, 로이신, 트립토판, 트레오닌이 많아 우수한 편이다. 특히 강남콩에는 비타민 $B_1$과 $B_2$가 많아 쌀밥을 주식으로 하는 우리에게는 탄수화물 대사를 순조롭게 하는 식품으로 아주 좋은 것이다. 비타민 $B_1$이 부족하면 심한 경우 각기병에 걸리며, 가벼운 증세로는 식욕부진, 변비, 피로, 신경염, 심장장애, 부종 등이 일어난다. 비타민 $B_2$는 작은 창자에서 흡수되며 간장, 신장, 심장 등에 비교적 많이 들어 있다. 비타민 $B_2$가 부족하게 되면 동물은 성장을 멎게 되고, 구각염, 설염, 피부건조 등의 증세가 나타난다. 비타민 $B_6$는 단백질 대사와 관계가 깊기 때문에 이것이 부족하면 피부염, 식욕부진, 구내염, 설염, 신경염, 빈혈 등의 증세가 나타난다.

채소용으로 깍지채 먹는 풋 강남콩은 짙은 녹색으로 쪄먹을 경우 촉감이 좋아 많이 애용된다. 여기에는 비타민 C도 많이 들어 있다.

### 파슬리

파슬리는 주로 요리를 보기좋게 하기위한 장식용으로 쓰인다. 흔히 먹는 것이 아닌 줄 알고 지나쳐버리기 일쑤이다. 향기가 독특하고 영양분이 많아서 요리의 장식용뿐만이 아니라, 수프, 소스, 샐러드 등에 이용되기도 한다.

파슬리에는 무기질과 비타민이 많은 것이 특색이며, 또한 칼슘의 함량이 많은 알칼리성 식품이다. 철분의 함량은 많은 편이어서 빈혈과 적혈구 조성에 도움이 된다. 파슬리는 자주 먹으면 여드름과 거친 피부가 부드러워진다. 그 이유는 파슬리에는 비타민 A의 모체가 되는 카로틴의 함량이 많은데, 이 비타민 A는 파슬리 100g이면 충족될 정도이다. 비타민 A는 피부를 매끈하게도 해주기 때문이다.

또한 비타민 C도 많아 그 효과가 증대되고 있다. 파슬리만 먹을 경우 소금이나 레몬즙을 뿌리면 맛이 좋아지며 기름에 튀겨 먹으면 많이 먹을 수 있다.

### 양배추

양배추는 세계적으로 대표적인 채소로써 널리 이용되고 있다. 현대인들 중에는 만성위염으로 고생하는 사람들이 많은데, 이는 폭음, 폭식, 자극성 있는 음식 섭취, 흡연 등으로 인해 발생한다. 이러한 만성위염에 좋은 식품이 바로 양배추이다. 특히 비타민, 칼슘 등의 성분이 많아 소화액의 분비를 촉진시키고, 위점막을 강화시키는 작용을 한다. 만성위염만이 아니라 위궤양, 당뇨병 등에도 좋고, 강장제로서도 효과가 있다. 성분 중 단백질로는 필수 아미노산인 라이신이 많아 성장기 어린이에게 훌륭한 식품이 된다. 비타민으로는 A, B, C, K가 많은데 비타민 A는 푸른 겉잎에 많다. 복용방법으로는 생즙으로 먹는 방법이 가장 손쉽고 좋다. 푸른 잎을 깨끗이 씻어 즙을 내어 한번에 한 컵씩 하루 세 차례 공복에 마신다. 특유의 냄새로 마시기

곤란할 때는 사과나 머위 등을 함께 넣어서 마신다. 주로 비만증인 사람에게 좋다.

### 푸른 상추

상추는 주로 여름의 별미로 사랑을 받아 왔는데, 상추에 많은 비타민과 함께 참기름, 마늘, 파, 된장을 곁들여 먹으면 맛뿐만이 아니라 영양도 풍부해진다. 상치의 당류는 대부분이 포도당이며 설탕, 과당에도 들어 있다. 유리 아미노산으로 로이신, 발린이 많으며, 라이신, 티로신, 페닐알라닌, 알라닌도 비교적 많다.

비타민 A, B 등이 함유되어 있고, 그밖에 마그네슘, 인, 철, 칼슘 등 미네랄도 풍부하다. 상추는 식욕을 돋우는 식품이며, 상추생즙은 뇌나, 신경에 활력을 주어 흥분을 가라 앉히고, 불면증이나 정신적으로 피로한 사람에게 효과가 있다.

또한 장기간 복용하면 피를 맑게 하고 빈혈, 냉증, 거친 피부를 예방해 주는 효과도 있다. 또 치아를 희게 해주는 효과도 있으며, 젖이 잘 안 나올 때 짓찧어 물에 타먹으면 좋고 담이 결리는 데도 잎을 환부에 부치면 효험이 있다고 한다. 타박상에도 즙을 바르면 좋다고 한다. 단 많이 먹으면 잠이 많아지는데, 이는 잠을 이루지 못하는 사람에게 수면제 역할을 해준다.

### 시금치

시금치에는 비타민 A, $B_1$·$B_2$, C, K가 함유되어 있고, 비타민 C는 100g 중에 100mg이나 들어 있다.

이외에 칼슘, 철, 인, 요오드, 엽록소 등도 들어 있으며 뿌리에는 동과 망간이 들어 있다. 또한 단백질을 함유하고 있어서 영양 야채로 알려져 있다. 이 때문에 시금치는 발육기 어린이는 물론, 임산부에게 좋은 알칼리성 식품이다.

사포닌과 질이 좋은 섬유가 있어 변비에 효과가 있으며 철분, 엽산이 있어 빈혈 예방에도 유효하다. 따라서 생즙을 내어 마실 경우 빈혈 증세를 일으키는 사람에게 좋으며, 체내의 유독한 요산을 분리 배설시키는 작용을 하므로 류머티즘, 통풍痛風에 좋다.

또한 위나 장의 활동을 돕는 요소가 있으므로 위장 장해에 좋다. 그러나 시금치에는 수산이 들어 있어서 장기간 복용시 신장, 방광에 결석이 생길 우려가 있으니 주의해야 한다.

하지만 이것은 하루에 500g 이상을 매일 먹는 경우이므로 별 문제는 되지 않는다. 또한 시금치를 데치면 수산은 어느 정도 제거되며, 이때에는 끓는 물에 소금, 식용 소다를 조금 넣고 살짝 데치되 냄비 뚜껑은 덮지 말아야 한다.

### 쑥갓

쑥갓은 향이 독특하고 맛이 산뜻해서 날로 먹어도 좋고 나물로 먹어도 좋다. 성분으로는 칼슘이 많고, 비타민 A가 많다. 또한 비타민 B와 C도 풍부할 뿐 아니라 엽록소도 많아 훌륭한 식품이다. 조리시 끓는 물에 소금을 넣고 데치는데 뚜껑을 열고 데쳐야 좋다. 쑥갓은 예로부터 위를 따뜻하게 하고 장을 튼튼하게 하는 채소로 애용되어 왔다.

향긋한 맛 때문에 입맛을 돋우고 장기능을 활발히 해준다. 변비에 걸렸을 때 쑥갓을 수프나 물에 넣고 살짝 익혀 먹으면 효과가 있다. 뱃속이 불편할 때 쑥갓을 먹으면 정장작용을 하여 속이 편해진다고 한다.

### 호박

호박은 박과에 속하는 식물 중에서 영양가가 가장 높다. 호박의 주성분은 전분질과 당질이며, 이외에도 다양한 영양소가 균형있게 함유되어 있는데, 카로틴·비타민 $B_1$과 $B_2$·C·칼슘·철분·인산 등이 그것이다.

호박의 당분은 소화 흡수가 잘되므로 위장이 약하고 마른 사람에게 좋으며, 회복기의 환자에게 아주 좋다. 산후의 부기가 있는 사람이나, 당뇨병, 비만인 사람에게도 좋은 식품으로 알려져 있다. 또한, 수용성 식물성 섬유질인 펙틴이 많기 때문에 변비에 유효하다.

호박의 영양소 중 특히 주목받는 것이 카로틴인데, 이것은 몸안에 들어가 비타민 A로 전환되며, 이 카로틴은 감기 예방뿐 아니라, 피부를 젊고 탄력있게 유지시키며, 노화방지에도 도움을 준다. 카로틴의 체내 효과를 높이기 위해서는 호박을 기름으로 조리하는 것이 좋다. 그러면 카로틴의 체내 흡수가 더욱 좋아지기 때문이다.

### 가지

가지는 과채류 중에서 영양가는 가장 낮은 것으로 되어 있다. 그럼에도 불구하고, 오랫동안 동서양의 식탁에 오르내린 것은 가지의 흑색의 하나인 고운 빛깔 때문이다.

식품의 가치는 꼭 영양가만을 가지고 말할 수는 없고 그 식품의 빛깔, 향기, 맛도 중요한 몫을 차지한다. 가지의 특유한 색은 안토치안계系의 나스닌(자주색)과 히아신(적갈색)이 주성분이며, 이는 딜피니딘과 포도당이 결합한 배당체이다.

가지는 영양분은 적은 편이지만, 기름 흡수를 잘해 튀김요리에는 알맞은 채소이다. 따라서 식욕이 저하되었을 때 튀김으로 먹으면 칼로리 공급을 쉽게 할 수 있어 좋다. 가지는 빛깔이 선명하고 윤이 나며 가지 꼭지의 흰부분이 많은 것이 좋다.

### 아욱

입맛을 잃었을 때 구수한 아욱국을 먹으면 입맛이 나고 기운을 차리게 된다. 아욱은 채소 중에서 영양가가 높기로 유명한 시금치 보다도 단백질은 2배, 지방은 3배나 더 들어 있으며 어린이의 성장 발육에 필요한 칼슘도 시금치의 2배나 더 많다.

또 비타민이 골고루 들어 있어 입맛을 잃기 쉬운 여름철에 훌륭한 알칼리성 식품이 될 수 있다. 아욱의 생즙은 신경통에 좋고, 위장을 보호해 주며 이뇨작용이 있다. 또한 임질에 유효하며, 종기가 자주 생기는데 마시면 예방이 될 수 있다.

### 냉이

우리는 봄이 되면 노곤하게 피로감을 느끼게 된다. 봄을 탄다는 말인데, 그 이유 중의 하나는 비타민 부족을 들 수 있다. 가장 서민적이면서도 생리적으로 필요한 비타민을 많이 갖고 있는 것이 바로 냉이이다.

냉이는 채소 중에서 단백질 함량이 많은 것 중 하나이며, 칼슘과 철분의 함량이 많은 우수한 알칼리성 식품이다. 특히 비타민 A가 냉이의 잎속에 많아서 좋다.

냉이는 날것으로는 못 먹고 국을 끓여 먹게 되는데 이 경우 칼슘이나 비타민 A는 아주 적은 양이 파괴될 뿐 거의 보존된다. 냉이는 구수한 향미로 입맛을 좋게 하므로 소화액의 분비를 도와 전체적인 소화 흡수를 도와 주는 구실을 하기도 한다.

### 취나물

우리는 옛부터 산채山菜를 먹어 왔고 이를 향료, 약용 등 여러 가지에 두루 이용해 왔다. 이것도 독특한 고향의 맛이라 할 수 있는데, 이러한 산채 중 하나가 취나물이다.

산채는 일반적으로 칼륨의 함량이 대단히 많은 알칼리성 식품이다. 사람은 필요 이상의 칼륨을 몸 밖으로 내보내는데, 이때 나트륨(염분)도 함께 배설된다. 따라서 채식을 할 경우, 육식을 하는 사람보다 염분이 더 필요하게 된다.

염분은 인체에 필수적인 요소이지만 적당히 섭취해야 한다. 산채를 맛있게 먹으려면 간이 잘 맞아야 한다고 하는데, 이는 미각뿐 아니라 생리적으로도 위와 같은 이유가 있기 때문이다. 산채의 좋지 못한 잡맛을 없애려면 삶은 나물을 잿물이나 중조(식용소다)를 풀어 우리면 좋다.

### 표고버섯

표고버섯은 혈압 강하와 콜레스테롤을 저하시키는 작용을 하며, 항암 작용도 하는 무칼로리 식품이다.

칼슘, 에르고스테롤, 비타민 $B_1$와 $B_2$ 등이 풍부한 식품으로 칼슘과 비타민은 뼈와 치아 형성에 중요한 영양소이다. 비타민 D는 구루병을 예방해 주며, 이는 말린 버섯에 더 많다. 또한 뇌의 대사에도 중요한 역할을 하며 표고 성분 중의 휘토스테린은 콜레스테롤의 침착을 억제하며 동맥경화 예방에 도움을 준다. 또한 표고에 포함된 식물 다당체에는 항종양 성분이 들어 있음도 밝혀졌다.

### 송이 버섯

버섯류는 그 특유한 향기와 맛으로 널리 애용되어온 알칼리성 식품이다. 송이는 향기가 놓고 육질이 두꺼우며 색깔이 선명하고, 탄력성이 있는 것으로써 자루가 굵고 짧은 것이 좋다. 송이는 혈액의 콜레스테롤을 저하시키는 작용과 항암 작용이 있을 뿐 아니라, 씹히는 촉감과 향미가 뛰어나다. 동의보감에도 버섯 중 으뜸이라 소개되고 있다.

### 토마토

토마토는 주로 자당, 과당 및 포도당으로 이루어져 있으며, 산미는 사과산이 주±로써 구연산, 수산, 주석산, 호박산도 조금씩 있다. 색소는 카로틴과 리코펜으로 구성되어 있다.

비타민류로는 A, $B_1$·$B_2$, C 등이 골고루 들어 있어서 어떤 과일 보다도 영양가가 풍부하다.

토마토를 생즙으로 마실 경우, 피를 맑게 하는 효과가 있으며, 동맥 경화와 간장병에도 좋다. 또한 지방질이 많은 음식의 소화를 돕는 작용이 있으므로 육식이나 산성 식품을 많이 먹는 사람은 필수적으로 먹는 것이 좋다. 또한 여성들의 미용에도 효과가 있다. 토마토에 들어 있는 루틴은 혈관을 튼튼하게 하고 혈압을 내리는 역할을 하므로 고혈압인 사람에게 아주 좋은 식품이다.

### 딸기

딸기는 과일 중에서 비타민 C가 가장 많은 편이며, 새콤한 맛을 내는 유기산도 많이 함유되어 있다.

딸기의 빨간색은 안토시안으로 향기가 좋아 생식뿐 아니라, 잼, 제과 원료 등으로 다양하게 쓰이고 있다. 딸기의 비타민 C는 여러 호르몬을 조정하는 부신 피질의 기능을 활발히 해주므로 체력 증진에 도움이 된다.

딸기는 무엇보다 미용식으로 좋은 피부정화 식품으로써, 창백한 안색, 주름살, 여드름, 무좀, 충혈된 눈, 편도선염 등에 효과가 있으며 신경쇠약이나 저혈압, 위약 등에는 특히 유효하다.

또한 혈액을 맑게 해주며, 피부를 윤택하게 해준다. 딸기의 영양가를 손실 없이 섭취하기 위해서는 설탕을 안치고 먹는 것이 좋고, 꿀 등을 함께 먹는 것이 좋다.


### 복숭아

복숭아는 백도와 황도로 크게 나뉘는데, 싱싱하고 맛있는 제철 과일로는 백도가 좋으며, 가공시에는 황도가 좋다.

복숭아의 맛은 수분이 많고, 부드럽게 무르익은 수밀도가 일품이다. 복숭아의 당분은 대부분이 설탕이며, 새콤한 맛은 주석산, 사과산, 구연산이 들어 있기 때문이다. 복숭아의 좋은 향기는 개미산, 초산, 바데리안산 등의 에스텔과 알코올류, 알데히드가 어울려 생겨난 것이다.

다랑어를 먹고 중독 되었을 때 복숭아를 껍질째 먹으면 그 증세가 가신다고 한다. 또한 목욕물을 데울 때 복숭아잎을 띄워서 하면 땀띠가 잘 낫고 그 예방 효과도 있다.

복숭아의 생즙을 장기간 마시면 안색이 좋아지고, 미용차로써 적합하다. 또한 기침에 유효하며, 국소의 혈액순환을 좋게하여 어혈에도 좋다. 따라서 기침이 나거나 속이 답답할 때 이 생즙을 마시면 좋다.

### 도토리

도토리와 상수리는 구황식이나 별식으로 오래전부터 이용해 왔으며 그 주성분은 녹말이다. 그 외 특수성분으로는 타닌이 있다. 타닌은 떫은 맛을 주는데, 미각 신경을 마비시키는 성질이 있다. 적당한 타닌은 그 맛이 악센트 역할을 하기도 한다.

도토리는 그 떫은 맛을 없애고 가루로 만들어 수제비나 도토리묵으로 전래되어 왔는데, 100g당 45칼로리의 열량밖에 나오지 않으므로 비만중인 사람에게 좋은 식품이다. 그러나 타닌이 있으므로 변비가 있는 사람은 삼가하는 것이 좋다.

### 무화과

무화과의 과실은 생식하지만 때로는 말려서 잼이나 통조림으로 가공되기도 한다. 잎은 단백질과 고무질이 많아 그 유즙으로 회충 등의 구제약과 신경통의 약재로 이용되어 왔다. 당분은 대부분이 과당과 포도당이며 유기산도 함유되어 있다. 무화과에는 단백질 분해 효소인 휘신 성분이 있어서 고기를 연하게 하는 연육제료로 활용되고 있으며, 고기의 맛을 좋게 하는데 도움을 준다.

### 바다 장어

예로부터 여름철 보신 식품으로 전래되고 있는 것이 많은데, 그중 하나가 장어이다. 비타민 A가 부족하기 쉬운 여름철에 비타민 A와 단백질, 지방이 풍부히 함유되어 있기 때문이다.

장어의 단백질은 필수 아미노산이 골고루 함유되어 있어서 영양가가 매우 높다. 또한 장어의 지방을 구성하는 불포화 지방산은 영양적으로 봤을 때 쇠기름이나 돼지기름과는 성질이 다르다. 필수지방산으로 불리는 성분의 함량이 높기 때문에 모세혈관을 튼튼하게 해주며, 몸의 생기를 왕성하게 해주는 작용을 한다.

비타민 A는 장어에 특히 많이 함유되어 있는 영양소로써 지금까지 알려진 비타민 A의 생리작용은 성장과 생식작용, 점막, 피부에 대한 작용이었으나, 최근에는 항암효과가 있다고 해서 주목을 받기도 하였다. 비타민 A뿐이 아니라 장어에는 비타민 E도 풍부하다. 이는 체내에서 불포화지방산의 산화작용을 억제하고, 혈관에 대해 활력을 불어 넣어줄 뿐 아니라 피부가 거칠어지는 것을 예방하고 노화방지에도 효과가 크다.

### 명태(북어)

과음한 후 아침에 먹는 시원한 북어국 맛을 기억하는 사람이 많을 것이다. 다른 생선보다 지방 함량이 적어 맛이 개운하며 메티오닌과 같은 아미노산이 많기 때문에 확실히 좋은 술국이 되고 있다.

이것은 북어, 동태, 망태, 강태 등으로 불리는데, 생선 그대로 또는 말려서 먹고 알은 명란젓을 담그며, 간은 간유를 만드는 원료로 쓴다. 말린 북어는 수분 34%, 단백질 56%, 지방 2% 정도로 되어 있다. 품질이 가장 좋은 건명태는 더덕북어라 하는데, 빛이 누렇고 살이 연하여 최고 상품에 속한다. 명태의 눈에는 영양가가 많으므로 버리지 말고 먹는 것이 좋다. 북어에 파와 달걀(유정란)을 넣어 끓인 장국은 술국으로도 좋지만, 입맛을 잃었을때 효과가 있다.

### 도미

도미는 산란기인 봄철에 맛이 가장 좋다. 그 종류가 매우 많은데, 그 중 가장 맛이 뛰어난 것은 봄철의 분홍빛을 띤 참도미로서 단백질은 많고 지방질은 적기 때문에 비대증을 예방해야 할 중년기의 사람들에게 아주 좋은 식품이다.

특히, 도미의 눈에는 비타민 $B_1$이 풍부해서 옛부터 강정식으로 알려져 있으며, 도미의 껍질에는 비타민 B가 많으므로 버리지 말고 먹는 것이 좋다. 도미를 맑은 국물로 끓여 소금으로 간한 것을 산모에게 먹이면 젖을 잘 나게 한다고 전해진다. 도미 머리의 연골에는 영양분이 많고 맛도 좋아 '어두일미'라는 말을 실감케 한다. 도미는 맛이 담백하고 기름기가 적어 소화성이 좋으므로 병후 회복기의 식이요법에 쓰이고 있다. 지방이 적고 살이 단단하며 자기소화를 일으키는 효소가 적어 부패 속도가 빠르지 않고 맛의 변화나 중독성이 적은 식품이다.

### 녹차

피곤할 때 한잔의 차는 육체적인 피로뿐 아니라, 정신적인 피로도 해소시켜 주는 기호 음료가 된다. 녹차는 차잎을 발효시키지 않고 엽록소를 그대로 남겨 녹색을 띠는 것으로써 홍차와 구별된다.

차의 성분 중 특징적인 것은 카페인, 테아닌, 타닌, 세키세놀과 특유한 향기 성분이다. 색소에 관계되는 성분으로는 엽록소, 카로티노이드가 많고, 비타민 C도 많이 들어 있으며, 그 밖에 비타민 $B_1 \cdot B_2$, 나이아신, 판토텐산, 이노시톨, 루틴 등도 들어 있다. 술을 마신 다음 진한 차 한잔을 마시면 술이 깨고, 이뇨작용으로 알코올을 빨리 배출시킨다. 혈압이 낮은 사람에게는 약이 되지만 고혈압인 사람은 삼가는 것이 좋다. 기름기가 많은 음식을 먹고 차를 마시면 개운하고 강한 알칼리성이므로 위산과다증에는 아주 좋다. 녹차는 질이 좋은 것일수록 낮은 온도로 우려야 풍미가 난다. 녹차의 비타민 C는 매우 안정해서 95℃로 2시간 끓여도 20%밖에 줄지 않는다.

### 쑥

쑥에는 무기질과 비타민의 함량이 많은 것이 특징이다. 특히 비타민 A가 많아 80g만 먹어도 하루에 필요한 양이 충족된다. 또 비타민 C가 많아 감기의 예방과 치료에 좋은 역할을 한다. 쑥을 즙을 내어 마시면 해열과 진통작용, 해독과 구충작용, 혈압강하와 소염 작용 등의 효능이 있다. 또한 복통, 토사, 출혈의 치료에 쓰여 왔다.

쑥 생즙은 위장병에 좋은 효과를 볼 수 있으며, 특히 부인병, 소화불량, 신경통 등에 효과가 있다. 쑥을 뜸으로 이용할 때는 그 효능이 놀라운데, 뜸을 뜨면 백혈구의 수가 평상시보다 2~3배나 늘어 면역물질이 생기는 것으로 알려져 있다.

### 클로렐라

클로렐라는 약 35억년 전에 생성된 것으로 추산되며 지금 화성처럼 생물이 살 수 없는 환경에서 클로렐라는 탄소를 흡수하고 산소를 발생하여 지구 초기 생물 생존에 공헌한 것으로 추측되고 있다.

클로렐라는 물에서 배양되는 움직이는 부유 미생물 녹조 식물이다. 지금으로부터 약 200년 전 현미경이 발명됨에 따라 네델란드의 바이링크라는 학자가 유별나게 푸른 우물속에 클로렐라가 있음을 현미경을 통하여 발견하게 되었다.

클로렐라는 단백질 · 엽록소 · 탄소화물 · 미네랄 · 비타민 등을 함유하고 있으나 그 질이나 양으로 보아 다른 식물보다 월등하게 우수하다. 클로렐라에는 C, G, F(성장 촉진인자)라는 특수 물질이 함유되어 있기 때문에 의학적인 효과가 있고, 공해를 이겨내는 식품이므로 건강의 태양이라고 극찬하는 이도 있다.

### 솔잎

민간처방과 「본초강목」「동의보감」에 기록된 솔잎의 효능은 다음과 같다. 몸이 튼튼해지며, 눈과 귀의 기능을 향상시키며, 심장, 뇌 기능도 향상된다.

솔잎 달인 물로 양치질을 하면 치통을 없앨 수 있다. 또 이 물에 소금을 섞어 입에 물고 있으면, 치주염·풍치가 치료된다. 솔잎을 날로 씹어 먹으면 강장제 효과가 있으며, 신선한 혈액이 증가하여 혈액순환이 원활해지고 고혈압이 개선된다.

또한 솔잎을 매일 씹으면 중풍이 예방되며 중풍에 걸린 사람도 증상이 개선된다. 또, 심근경색도 예방 개선될 수 있다. 솔잎술을 잠자기 전 한 잔씩 먹으면 신경통이 낫는다. 어린 솔잎 5g 정도를 명주 주머니에 넣어 400㎖의 정종으로 끓이다가 반으로 줄여졌을 때 그것을 마시면 중풍에 의한 언어 장애가 개선된다. 솔잎 주스나 솔잎술을 매일 마시면 만성 두통이 없어진다. 또, 솔잎에는 눈이나 피부에 좋은 비타민 A와 비타민 C, K 등이 있으며 철분과 효소도 약간 함유되어 있다.

### 양조 식초

입맛이 없고 피로가 좀처럼 가시지 않을 때 새콤한 식초가 든 음식을 먹으면 입맛이 살아남을 느낄 수 있다. 이렇게 체력이 소모되었을 때 식초를 마시면 피로의 원인물질인 젖산이 분해되어 피로가 가시게 된다. 피로의 원인 물질인 산성 물질은 근육뿐 아니라 뇌에도 쌓이게 된다. 젖산이나 탄산, 인산 등이 뇌에 쌓이면 뇌세포의 생리작용이 감퇴해서 사고능력이 떨어진다.

이럴 때 식초의 효용은 매우 크다. 식초는 건강을 유지시키는데 필요한 크레브스 사이클(영양소가 우리 몸에서 분해되는 과정)이 잘 돌아가게 하며, 혈액을 약한 알칼리성으로 해준다. 따라서 고기, 쌀밥과 같은 산성식품을 먹을수록 식초를 섭취해서 몸의 중화를 도모해야 한다. 몸에 해로운 노폐물을 없애는 인체의 생리기간에는 두가지 길이 있다.

하나는 칼슘과 같은 무기질이 산을 중화시키는 일이고, 또 다른 하나는 생성된 산성 물질들을 분해시켜 무독한 탄산가스와 물로 변화시키면서 칼로리를 내는 방법이다. 이 후자의 변화에 도움을 주는 것이 식초의 주성분인 초산인 것이다. 식초는 알칼리성 식품으로 강력한 살균력을 가지며, 특히 여름철에 이질이나 장티푸스, 식중독균의 발생을 예방해주는 효과를 가지고 있기도하다.

### 황설탕

이 식품은 미네랄이 풍부한 건강 식품이다. 옛날에는 단맛을 내는 조미료보다 강장, 진통, 정신 안정, 위장의 원활화 등 약리 작용을 하는 약으로 쓰였을 정도였다.

같은 설탕이라도 흰 설탕은 식품이 아니라 화학 약품이라해야 할 것이다. 즉 이것은 비타민, 미네랄이 상실되어 식품으로써의 가치가 없는 상태이므로, 흰설탕 쓰는 것을 자제하고 황설탕을 쓰는 것이 바람직하다.

### 치즈

치즈는 우유를 소화 흡수가 잘 되는 모양으로 농축한 것으로서 뛰어난 건강식품이다. 치즈에는 우유에 함유되어 있는 영양성분이 진하게 들어 있을 뿐 아니라 발효 숙성되는 동안 단백질이 효소의 작용으로 매우 소화되기 쉬운 모양으로 되어 있다.

치즈의 종류는 6백~8백 가지 정도인데, 크게 내추럴 치즈와 프로세스 치즈 두 가지로 나눈다. 내추럴 치즈는 효소나 유산균이 산 채로 남아 있는 생치즈이며 프로세스 치즈는 이것을 적당히 배합한 후 가열 살균해서 균일한 품질로 만들어 보존성을 높인 것이다.

치즈는 단백질의 질이 우수하고 우유에 함유되는 유당이 들어 있다. 따라서 우유를 마음 놓고 못 마시는 유당불내증인 사람도 치즈는 먹을 수 있는 것이다. 프로세스 치즈는 고단백 식품으로 휴대용

강장, 강정 식품으로 가치가 높으며 무기성분으로는 많은 칼슘이 들어 있다. 비타민 $B_2$도 많으며, 동물성 식품으로는 드물게 알칼리성 식품이다.

### 미꾸라지

미꾸라지는 우수한 단백질이 많고 칼슘과 비타민 A, $B_2$, D가 많기 때문에 정력을 돋구어 주는 강장·강정 식품으로 손꼽힌다. 비타민 A와 D는 알과 난소에 특히 많이 있다. 비타민 A가 부족하면 피부가 거칠어지고 병에 대한 저항성이 약해지며, 야맹증이 나타나기도 한다. 또 발육기의 어린이들은 비타민 A가 부족하면 성장장애를 일으키기도 한다. 비타민 D는 뼈의 형성에 중요한 역할을 한다.

추어탕은 미꾸라지의 뼈까지 먹기 때문에 무기질의 공급원이 되기도 한다. 미꾸라지는 장어에 비해 지방 함량이 적어 열량이 적지만 장어보다 단백질과 회분, 특히 칼슘과 철분, 비타민 $B_2$가 훨씬 많이 들어 있다.

### 대구

대구는 꽁치나 청어보다 지방 함량이 훨씬 적어 맛이 담백한 것이 특색이다. 의약용으로 쓰이는 간유는 대구의 간에서 빼낸 것으로 비타민 A와 D가 가장 많다. 특히 대구의 눈알은 영양가가 높고 맛도 일품이므로 고급요리에 쓰인다.

옛부터 젖이 부족한 어머니가 대구탕을 먹으면 젖이 많아진다고 하였다. 회충에는 대구를 물로 씻지 않고 달여 먹으면 잘 듣는다고 하며, 유종乳腫에는 껍질을 붙이면 효과가 있다고 한다. 대구는 몸이 허약한 사람의 보신제로써 권장할만한 식품이다.

대구매운탕은 특히 겨울에 몸을 훈훈하게 해주며 주독이 잘풀려 해장국으로도 좋다.

## 멸치

동물성 단백질을 쉽게 먹을 수 있는 식품 중 하나가 멸치이다. 영양학에서는 뼈까지 먹는 물고기의 대표적인 것으로 손꼽는다. 단백질과 칼슘 등 무기질이 풍부해서 임산부나 발육기 어린이에게 권장되는 식품이다. 또 아미노산으로 글루타민산이 많이 들어 있어서 멸치를 우려낸 국물은 국수 등에 많이 이용되어 감칠 맛을 낸다.

어패류 중 칼슘의 함량이 가장 많은데 인의 함량도 많아 소화 흡수율은 그다지 좋지 않다. 무기질은 골격과 치아 형성에 필요하며 세포 조직을 구성하는 역할도 한다. 또 체액의 중요한 성분으로 여러 조절 작용을 하기도 한다. 멸치의 지방은 불포화도가 지나치게 많아 영양적으로 질이 떨어지는데 삶을 경우 기름은 빠진다. 멸치는 뽀얀 빛이 나는 것이 좋은 것이다.

### 구연산

구연산은 탄소 6개에서 생기는 삼염기성산으로 구연산이라 함은 레몬의 일종인 시트론의 한명漢名으로 시트론을 비롯하여 감귤류에 특히 많다. 영명英名인 citric acid의 citric도 감귤류를 의미하는 citrus에 유래한다.

물이나 에틸 알콜에 녹기 쉬운 무색의 결정 또는 백색의 결정성 분말로 냄새가 없고 산미가 강하다. 분말이나 수용액으로써 청량한 산미를 주므로 맛을 좋게 하는 목적으로도 쓰인다. 소화불량, 지갈, 식욕증진, 위산 결핍증에는 구연산 리모나제를 사용한다.

구연산은 넓게 동식물 조직에 섞여 있으며, 생명활동이 있는 곳에는 어디나 존재한다. 구연산을 많이 함유한 식품에는 과일류가 있으며 특히 매실, 레몬, 유자, 귤 등 신맛이 많을수록 구연산이 많이 함유되어 있다. 동물 조직중에는 골조직에 비교적 많다. 생체내에 구연산이 있다는 것은 구연산을 함유한 대사경로의 존재를 나타내는 것이다. 구연산은 구연산 사이클의 주역이라고 할 수 있으며, 이 사이클에 의해 우리는 생체내에서 필요한 에너지 대부분을 생성한다.

또 미토콘드리아의 막을 통과하여 지방합성의 출발물질인 아세틸 CoA를 공급한다. 구연산 사이클은 체내의 당질, 단백질 및 지방 등의 상호 변화를 행하는 장소이다. 또한 구연산은 무기질 대사에도 관여하며 항혈액 응고 작용을 나타낸다. 이처럼 구연산 사이클은 생물의 세포내 물질 대사에 있어서 가장 보편적인 경로이다.

즉 소화 분해되어 흡수된 영양소를 더욱 분해하며 새로운 물질로 만들거나 에너지로 바꾸고, 또 에너지가 과잉되면 지방을 만들기 위한 중요한 기능을 나타내는 공통의 장이 구연산 사이클인 것이다. 또 이 사이클에서 구연산이 중요한 역할을 수행하고 있음은 앞서 설명한 것과 같다.

### 로얄제리

로얄제리는 여왕벌의 먹이를 말한다. 젊은 일벌로부터 소화성이 좋은 로얄제리를 입으로 전달 받는데, 이것은 일단 일벌의 몸안에서 한번 소화 흡수된 것이다.

로얄제리에는 여러 가지 아미노산, 효소 등이 있고, 비타민은 매우 다양하게 들어 있다. 특히 $B_6$와 아세틸, 콜린 등이 많다. 아세틸, 콜린은 부교감 신경 흥분제이며 여성 피부를 윤택하게 한다.

아미노산으로는 라이신과 프로린이 많으며 뇌 대사에 깊이 관여하는 감마 아미노산이 있는 것이 특색이다. 또한 하이드로옥시 디세닉산이란 성분이 있는데 항생물질 및 생물 촉매 작용도 있어 뛰어난 항암 작용이 인정되고 있다. 또 유아의 건강, 노화 예방 등 여러 가지 효능도 인정되고 있다.

성기능 부전, 정신 불안, 갱년기 장애, 혈압 부조, 수술 후 쇠약, 선병질체질 등에 탁월한 효과가 보고되고 있다. 로얄제리는 주성분이 단백질이다. 로얄제리와 꿀을 혼합해서 먹으면 먹기도 좋고 보존성도 높아 좋다. 아무튼 로얄제리는 중년층 이후의 사람에게 인기가 좋은데, 일벌의 인두선에서 분비되는 파로틴이라는 호르몬에 회춘, 항암 효과가 있기 때문이다.

### 초정 약수

초정 약수는 1440년 초에 발견되어 조선시대 세종, 세조를 위시로 역대 제왕의 치양수 또는 상류사회의 건강수로 쓰이다가, 근래 그 희소의 성분이 밝혀짐에 따라 프랑스의 비시천과 맞먹는 세계 제일의 영천수로 손꼽히게 되었다. 초정 약수는 천연약수(탄산수)로써 소화불량증, 당뇨병, 고혈압, 피부병, 관절류머티스, 안질 등에 효과가 좋다.

### 비타민 C

비타민 C는 세포내에서 중요한 물질 대사에 관여하며, 강력한 산화 환원 작용을 한다. 비타민 C의 큰 작용 중 하나는 체내의 결합 조직에 관여하는 콜라겐의 생성 유지에 필수 불가결한 요소로써, 뼈의 형성과 강화에 필수 요소이다. 그 외에도 상처의 회복이나 지혈에도 관계한다. 비타민 C가 결핍되었을 경우 초기에는 권태감, 피부가 창백해지며 정상의 출혈이 일어나며, 바이러스 세균 감염에 대한 저항력이 약화되어 감기, 전염병 등에 걸리기 쉽다. 또, 주근깨나 피부의 색소 침착 현상도 일어난다.

비타민 C를 복용함으로써 효과적인 병에는 우선 감기를 들 수 있다. 이는 비타민 C가 바이러스에 대항하기 때문이며, 비타민 C를 복용하면, 그 증상이 오래 가지 않게 된다. 이때는 충분한 섭취가 필요하다. 혈중의 비타민 C는 백혈구에 흡수되어 그 기능을 강화시켜 준다. 또 백내장으로 인한 시력저하와 두통, 골절 등에 유효하다. 골절의 경우, 비타민 C가 콜라겐 형성에 관계하기 때문이다. 비타민 C는 자기 방어력, 자연 치유력을 증강시키는 기능을 갖기 때문에 암치료에 있어서도 그 효과를 기대 할 수 있다.

일반적으로 알려져 있듯이 비타민 C는 채소와 과일에 많이 함유되어 있다. 채소 중에서는 시금치, 브로콜리, 피망, 무, 고구마, 감자, 파슬리 등에 많으며, 과일로는 귤, 금귤, 딸기, 레몬, 여름밀감, 감 등이 있다. 녹차와 감잎차에도 풍부하게 들어 있다.

### 와송

와송은 바위솔 및 동속식물(돌나무과)의 전초이다. 줄기는 가늘고 긴원추형으로 길이는 10~30cm, 지름은 3~6mm이다. 잎은 다육질이고 바깥면은 연한 녹색이나 더러는 보라색을 띠는 것도 있다.

근생엽은 총생되고, 끝이 뾰족하고 원줄기의 잎은 쉽게 부러진다. 꽃은 흰색으로 수상화서이다. 냄새는 없고 맛은 조금 시다. 와송은 신선한 황녹색잎이 많이 붙어 있는 것이어야 한다. 일반적으로 널리 보급되지 않은 와송은 여러 가지 난치성 질환에 특별한 효험이 있다고 한다.

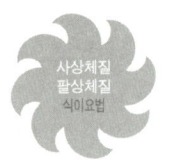

# 모든 체질에
# 해로운 음식

　모든 체질에 해로운 음식이 있다. 그것은 흰설탕을 위시하여, 흰 밀가루, 정제한 소금, 계란(무정란), 유색 상추 등이다. 이 중에서 흰설탕의 유해성을 밝히는 한 이야기를 소개하고자 한다.

　필자는 수년전에 「슈가 블루스」라고 하는 책을 그 이름에 끌려 사 보았다. 그것은 미국 신문기자 윌리암 타푸타이(1916년)가 쓴 책으로 일본사람 다무라겐지田村源二가 번역하여 「설탕병」이라는 부제를 붙인 책이다.

　우리가 들어보지도 못하던 병명, 「설탕병」이라니, 해괴하고 기이한 병이라고 보아야 하겠다. 정도에 따라서 경한 것도 있고 복잡한 증증인 것도 있다. 그리고 거의 모든 병이 관련되고 있다.

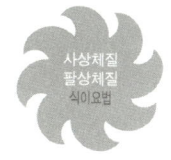

# 설탕병
# 이야기

「설탕병」=「슈가 블루스」란 어떤 병일까? 설탕을 먹어 생기는 여러 가지의 정신적 및 육체적인 고통(병)이라고 한다.

설탕 섭취에 의해서 생기는 여러 가지 증세와 병명을 열거해보면 다음과 같다.

여드름, 피부병, 무좀, 대상 포진, 과도한 발한, 기미, 주근깨, 알레르기성 피부병, 식욕감퇴, 소화불량, 편식증, 기아감, 변비증, 이상발효, 구치, 충치, 치은염, 편도선염, 이하선염, 위궤양, 십이지장궤양, 담낭염, 간염, 충수염(맹장염), 알레르기성 비염, 기관지 천식, 폐렴, 폐결핵, 눈의 피로, 시력 감퇴, 안질, 각종 귀병, 심장병, 관상동맥혈전증, 정맥류, 부종, 저혈당증(당뇨병 전기상태), 당뇨병, 괴혈증, 각기, 다발성 신경통, 각종 신경통, 근육통 ,수전증, 비만증, 식곤증, 권태감, 현기증, 탈력증, 체력 쇠약, 나태, 머리 무거움, 두통, 편두통, 생리통, 생리불순, 유방통, 정신장애, 우울증, 불안, 초조감, 가슴 두근거림, 정신집중력과 기억력 감퇴, 우둔, 신경증(노이로제), 히스테리, 편집증, 방탕성, 범죄성, 간질, 정신분열증, 저능아, 과도 활동아, 반항아, 범죄아, 각종 암종류 등.

위의 증세와 병명을 보면 우리 인간의 모든 병의 원인이 될 수 있다고 보여지고, 그것도 제1차적인 원인이 된다고 보아야 하겠다.

이 책을 쓴 타푸타이 씨 자신도 20여년간 여러 가지 병으로 고생하고 있었는데, 그때까지의 식사 생활은 어려서부터 설탕이 많이 든 음식물을 많이 섭취하여 왔다고 한다.

그러다가 친구의 권유에 의해 설탕과 설탕이 든 가공 식품의 섭취를 일체 금하고 가공하지 않은 완전 곡물과 야채만 먹기 시작하자 수일내에 병증세가 호전되어 5개월 후에는 체중이 93kg에서 61kg으로 줄고, 완전히 건강한 몸이 되는 기적을 몸소 경험하였던 것이다. 그는 의료보험 카드도 태워버리고 병원에 가는 일도 없게 되었으며 물론 약도 먹는 일이 없게 되었다고 한다.

이렇게 되니 미치다시피 설탕의 해독에 관해서 연구하고, 또 자연식에 관해서 연구하며 이 자연식을 여러 사람들에게 알리기 위하여 그 책을 쓰게 되었다고 한다. 그는 설탕을 달콤한 마약이라고 부르짖고 있다.

타푸타이 씨가 자연식을 연구할 때 제일 많이 참고 한 책은 일본인인 사꾸라자와樓澤如一 선생의 저서라고 한다.

사꾸라자와 선생 왈,「당신이 병이 들었으면 그것은 당신 자신의 죄이고, 아픈 통증은 최후의 경고이니라. 자기의 몸을 얼마나 학대하였는가는 누구보다도 자기 자신이 제일 잘 알고 있을 것이다. 그러니 그 학대를 곧 중지하라. 설탕은 아편보다도 치명적이고 방사능의 죽음의 재보다도 위험한 독이니라.」

여러분들 중 위의 기록한 여러 가지 증세 중에 몇 가지라도 있어서 걱정되고 고행하시는 분은 우선 설탕과 설탕이 든 가공식품(슈퍼마켓에 있는 음식품의 거의 대부분)을 먹지 말도록 해야한다. 그리고 희망의 결과를 기대하도록 하라. 그렇다면 타푸타이 씨가 왜 자연식주의자가 되었는지 자세한 이야기를 소개한다.

타푸타이 씨는 어렸을 때 그의 집 식료품 창고에는 100파운드짜리 포대의 설탕이 쌓여 있었으며, 할머니가 온갖 음식과 간식, 과일 등에 설탕을 듬뿍 넣어 주어서 매일 설탕을 많이 먹고 자랐다고 한다.

그러나 어려서부터 감기에 잘 걸렸으며 사춘기에는 얼굴, 목, 등에 흉하게 여드름이 많이 나서 고생을 하고 고민하였다고 한다. 1년에 두 번씩 치과에 가서 충치 치료를 받았는데 치과 의사들은 충치는 설탕을 많이 먹는 일과 관계가 있다고 경고를 주었으나, 내과 의사들 중에는 그런 경고를 해주는 사람은 한 사람도 없었다고 한다.

고등학교 시절에는 피부병이 점점 악화되어가고 마리화나까지 피우게 되었다고 한다. 대학 시절에는 심한 무좀과 탈장증까지 생겨서 지옥속에서 사는 고통을 겪었다. 하는 수 없이 대학 2학년 때에 중퇴를 했다.

26세 때에 군대에 입대하였는데 군대에서는 인류 사상 최고의 식사를 보급받았지만, 그것들이 먹기가 싫어서(달지 않아서) 부대의 주보에 가서 설탕이 듬뿍 든 커피, 파이, 캔디, 초콜릿, 콜라 등을 사서 먹었다고 한다. 이런 식의 식사를 수개월간 계속했더니 심한 치질이 생겨서 무척 고생을 하게 되고, 또 한때에는 폐렴에 걸려 병원에서 입원 치료를 받게 되었다.

1개월 간이나 치료를 받고 회복 후에 지중해 연안의 사막지대로 출전 하였는데, 이 부대에는 주보가 없는 일선 전투부대여서 설탕이 든 음식물을 못먹게 되었다.

그 후 2주일이 지나니 건강이 좋아지고 원기가 왕성하게 되어, 그 후 18개월 간 코감기도 안걸리고 우수한 건강 상태로 근무할 수가 있었다.

4년 간의 군복무를 마치고 미국에 돌아온 후는 다시 설탕이 듬뿍 든 음식물을 마음껏 먹는 무절제한 식생활을 하게 되었다.

수주일이 지나니 그 좋던 건강 상태가 급속도로 악화되어 기묘한 병으로 쓰러지게 되었는데, 치질이 재발하고 신열이 올랐다 내렸다 해서 종합 진단을 받아 보니, 전염성 단핵 백혈구 증가증, 가성 말라리아, 간염, 대상헬페스, 비후염, 전염성 이염(귀병), 눈병 등에 걸리게 되었다.

이때부터 15년간이란 긴 세월 간은 의사, 병원, 진찰, 치료로 이리저리 돌아다니며 검사와 약으로 매일매일을 고통속에서 지내게 되었다. 그를 진찰한 수십명의 의사들 중에 그가 먹고 있는 음식물에 관해서 물어보는 의사는 한 사람도 없었다고 한다.

드디어 약도 듣지 않는 때가 오고 말았다. 편두통이 매일 계속되고 10일 간이나 자지도, 먹지도 못하고 움직이지도 못하게 되었다. 맨해턴의 퇴역 군인 병원에 응급 환자로 입원하여 완전 종합 진찰을 받았는데 「암 없다, 뇌종양 없다, 이상없다…」의 진단으로 퇴원을 했다.

그런데도 통증은 한 시간도 참을 수가 없어서 상류급 전문의 병원에 가니 코에 무슨 물약을 분무기로 뿜어 넣어주었는데, 곧 졸음이 오게 되고 깨어 보니 통증이 없어졌다. 마약인 코카인을 쓴 것을 알게 되었다.

이때 그의 친구가 찾아 와서 식이요법을 설명하고 식이요법을 하도록 권유해주었다. 담배와 커피를 먹지 말고 아침 식사는 오트밀, 점심 식사는 현미밥, 저녁 식사는 현미밥과 닭고기가 든 중국요리를 먹으라고 하며 그를 저혈압 체질, 즉 순환기능저하라고 진단해주었다. 또 아침에 뜨거운 목욕, 낮에는 가벼운 체조를 하라고 권해주었다. 친구가 권해준 식이요법을 실행하니 곧 기분이 좋아지고 원기가 나고 건강하게 되었다. 그런데도 건강하게 되면 다시 두통이 날 때까지 이

전의 식사습관으로 돌아가서 설탕이 듬뿍 든 음식을 마구 먹었고, 다시 아파지면 또 식이요법을 하고, 이런 짓을 반복하고 있었다.

그는 이때 조그만 책을 하나 읽어 보게 되었는데, 그 책이 그를 구해준 참으로 고마운 책이었다. 그책에 「당신이 병이 들었으면 그것은 당신의 죄이고 통증은 최후의 경고이니라. 자기의 몸을 어떻게 학대해왔는가는 누구보다도 자기 자신이 제일 잘 알고 있을 것이다. 그러니 그런 짓을 곧 중지하라. 설탕은 아편보다도 치명적이고 방사능의 죽음의 재보다도 위험한 독이니라.」라는 놀라운 명언이 들어 있었다.

월리엄 타푸타이는 의지가 대단히 굳은 사람이었다. 사쿠라자와 선생의 그 조그만 책, 「설탕은 아편보다도 치명적이고 방사능의 죽음의 재보다도 위험한 독이니라.」라고 쓰여져 있는 조그만 책을 읽어 본 다음날 아침에 부엌에 있는 설탕 전부를 버렸다.

설탕이 들어 있는 식품, 과일의 통조리, 빵, 과자, 케이크, 사이다, 콜라, 술 등 설탕이 조금이라도 들어 있는 모든 음식물을 조금도 남김없이 모조리 버리고나니 찬장과 냉장고가 텅텅 비게 되었다. 참으로 놀라운 일이었다. 슈퍼마켓이나 식료품 가게에서 사다먹고 있던 대부분의 음식물 속에는 그렇게도 설탕이 많이 들어 있엇던 것이다.

타푸타이는 그 후 가공하지 않은 완전 곡물과 야채, 과일만 먹었다. 48시간이 지나니 속이 메스꺼워지고 심한 두통이 나며 참기 어려운 고통이 왔다. 금단증상이 난 것이다. 온갖 종류의 금단증상을 이겨내야만 했다. 설탕, 아스피린, 코카인, 염소, 불소, 나트륨, 화학 조미료, 기타 여러 가지의 무서운 물질 등 모든 것을 없애버려야 했던것이다.

그렇게 약 24시간 동안 심한 고통으로 고생을 하며 지냈는데, 다음 날 아침에 일어나 보니 모든 것이 깨끗하게 변해 있었다. 새로 태어난 것같이 상쾌한 기분이 되어 있었다.

머리를 짓누르고 쑤시고 아프던 전신의 고통이 깨끗하게 사라져 버렸고, 난생 처음으로 맛보는 상쾌한 기분이 되었다. 전에는 맛이 없어 먹기가 싫던 곡물과 야채의 맛이 좋아졌고, 이 곡물과 야채는 하느님이 인간에게 주신 생명의 선물이라고 믿게 되었다.

다음 수일 간은 놀라운 일의 연속이었다. 즉 치질의 출혈이 멎고, 잇몸의 출혈과 통증도 낫고, 피부의 윤기도 좋아지기 시작하고, 몸의 부기도 빠지고, 아침에 일찍 일어날 수 있게 되었다.

머리도 시원해지고 다시 좋아지며, 회전이 잘 되게 되고, 문제되는 일은 하나도 없게 되었다. 자연식 식생활을 시작한 지 5개월 사이에 체중이 93kg에서 61kg으로 줄고 몸과 머리는 다시 태어난 것같이 좋아지고, 생활도 완전히 새롭게 되었다. 기적같은 일이었다.

타푸타이는 설탕에서 해방된 후 의사와 병원의 신세도 지지 않게 되고, 정제(약)를 먹는 일도 주사를 맞는 일도 전혀 없게 되었다.

이상은 신문 기자인 윌리엄 타푸타이 씨가 어려서부터 설탕이 많이 든 음식(친절한 노인 할머니가 맛있게 하기 위해서 설탕을 듬뿍 듬뿍 넣어 만들어 주신 음식)을 먹으면서 겪은 과정들이다. 청년시절에도 설탕이 많이 든 단 음식만 골라서 먹는 생활을 계속한 결과 여러 가지 고질병들에 걸려 20여년간 고생하다가 한 친구의 권유로 자연식 생활을 해보고 동양의 현인 사쿠라자와 선생의 자연식의 소책자의 내용에 따른 실천을 계속하니 모든 병이 수개월(5~6개월)새에 깨끗이 낫게 된 것이었다.

그는 완전 건강체가 되어 원기 왕성 하게 살고 있다. 자연식주의자인 부인(미스 스완슨)과 뒤늦게 결혼하여 행복하게 살면서 부부가 자연식 식생활의 연구와 지도 계몽에 헌신하고 있으면서 "설탕병"이라는 책을 써서 설탕의 해독을 강조한것이었다.

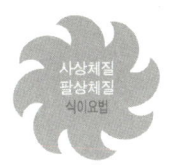

# 체질 의학의
# 영양학적 검증

　타고난 체질에 따라 유익한 음식이 있고 도리어 해를 끼치는 음식이 있다. 이 원칙을 지키는 것이 건강을 유지하고 병을 물리칠 수 있는 길이다.
　한의학의 독특한 분야인 〈체질의학 Constitutional Medicine〉에서는 이와같이 주장한다. 섭생, 투약, 치료 등이 모두 개개인의 체질에 맞게 행해져야 한다는 이론이다.
　음식을 골고루 먹어 영양의 균형을 이뤄야 한다는 현대영양학의 대원칙과 정면으로 반대되는 이 체질론이, 바로 영양학자들에 의해 검증을 받고 있어 관심을 끌고 있다.
　이화여대 식품영양학과 김숙희, 김화영 교수팀은 한의학자 권도원 박사(전 경희대 교수)및 김용옥 박사(전 고려대 철학 교수)와 공동으로 체질의학의 체질분류법에 따른 식품 기호도와 영양상태의 상관성에 관한 연구논문을 한국영양학회지에 발표했다.

연구팀은 매우 명백한 임상적 효과를 보이고 있으면서도 제대로 평가받지 못하고 있는 체질론을 과학적 시각에서 입증해 보려 했다고 연구의 동기를 밝히면서, 앞으로 이러한 논문을 지속적으로 발표할 예정이라고 선언, 전통적인 동양의학과 현대과학의 결합 의지를 보여주고 있다.

김 교수팀은 서울 시내 건강한 여자대학생 1백24명을 선정, 체질별로 분류한 뒤 각각의 식성 및 건강 상태를 조사했다.

식성, 즉 식품기호도는 총1백95항목으로 된 코넬의학지수(Cornel Medical Index)를 사용, 설문조사를 통해 신체적, 정신적, 일반적 불만도를 측정했으며, 건강상태조사는 혈액을 채취하여 헤모글로빈치, 적혈구 용적, 혈청 알부민 및 총단백질 함량, 콜레스테롤치, 혈청지방함량, 면역글로블린 함량 등을 분석하는 방법을 택했다.

연구팀은 복잡한 중간 분석단계를 거쳐 중요한 결론에 도달했다. 체질에 따라 이로운 것으로 권장 되고 있는 식품을 주로 섭취할 경우, 혈청내 성분들이 유익한 방향으로 변화한다는 것이다. 체질론에 입각한 식생활이 혈철 중성지방함량, 총 콜레스테롤치 등은 감소시키고 헤모글로빈치, 면역글로블린 함량 등은 증가시키는 등 전반적인 건강상태 호전에 기여하고 있다는 설명이다.

이같은 결과와 함께, 이 연구는 현대과학이 전통의학을 검증하려는 본격적인 시도라는 점에서 더욱 후속 연구가 기대되고 있다.

체질의학은 동무東武 이제마李濟馬선생(1838~1900)이 내부 장기의 상대적 기氣의 강도에 따라 태양인, 태음인, 소양인, 소음인 등 사상四象체질로 분류해 놓은 우리나라 학설로, 세상에 알려지자마자 동양의학에서 중요한 위치를 차지해왔다. 현재 전적으로 4상체질론에만 입각하여 진료하는 한의원은 전체의 약 22%를 차지하고 있으며(대한한의협 박희서朴熙緖 조사), 경희대, 원광대 등에서는 4상의학이 정식과목으로 채택돼 있다.

또 대부분의 한의사들은 부분적으로나마 체질론을 임상에 응용하고 있어 깊은 연구가 진행될수록 한의학에서 차지하는 비중이 무척 커질 것 (홍순용洪淳用원광대 외래교수)으로 전망하고 있다.

같은 체질론적 입장이지만 종래와는 다소 접근방식이 다른 팔상체질론八象體質論도 나와 있는데, 이번 김교수팀의 연구는 8상체질분류법을 근거로 하고 있다. 또한 이번 연구를 더 발전시켜서 태능 선수촌에 있는 국가대표 선수들이나 프로 야구 선수들에게 각자의 체질에 맞는 음식으로 식단을 짜서 먹도록 한다면 현재보다 훨씬 나은 경기력을 보일 수 있을 것이며 세계 대회에 나가 더 좋은 성적을 올릴 수 있으리라 생각한다.

## ■ 체질형과 식품의 관계

| 체질형 | 이로운 식품 | 해로운 식품 |
|---|---|---|
| (태양 I형) | 고등어, 갈치, 생선류, 조개류, 김, 미역, 무, 쑥, 오이, 연근, 호박, 상추, 시금치, 양배추, 귤, 사과, 복숭아, 메밀, 겨자, 후추 | 쇠고기, 돼지고기, 닭고기, 개고기, 염소고기, 노루고기, 무, 당근, 도라지, 밤, 밀가루, 수수, 콩, 잣, 은행, 멜론, 수박 |
| (태양 II형) | 고등어, 갈치, 조기, 조개류, 게, 새우, 생굴, 쑥, 오이, 배추, 양배추, 딸기, 쌀, 메밀, 팥, 보리, 코코아 | 쇠고기, 돼지고기, 닭고기, 노루고기, 무, 당근, 도라지, 밤, 사과, 참외, 밀가루 |
| (소양 I형) | 생굴, 게, 새우, 조개류, 배추, 오이, 배, 감, 참외, 포도, 딸기, 쌀, 팥, 보리, 초콜릿 | 닭고기, 개고기, 노루고기, 미역, 사과, 귤, 찹쌀, 감자, 벌꿀, 후추, 겨자, 카레 |
| (소양 II형) | 쇠고기, 돼지고기, 게, 생굴, 새우, 무, 오이, 당근, 배추, 감, 참외, 수박, 딸기, 쌀, 보리, 밀가루, 콩, 팥 | 닭고기, 개고기, 노루고기, 미역, 김, 사과, 귤, 오렌지, 찹쌀, 감자, 벌꿀, 후추, 겨자, 계피 |

## ■ 체질형과 식품의 관계

| 체질형 | 이로운 식품 | 해로운 식품 |
| --- | --- | --- |
| (태음 I형) | 쇠고기, 닭고기, 무, 연근, 호박, 배, 사과, 수박, 호도, 밤, 쌀, 콩, 밀가루, 설탕 | 고등어, 갈치, 조개류, 게, 새우, 오징어, 배추, 초콜릿 |
| (태음 II형) | 쇠고기, 무, 도라지, 연근, 당근, 배, 사과, 수박, 밤, 쌀, 콩, 밀가루, 수수, 설탕 | 고등어, 조개류, 게, 새우, 낙지, 오징어, 메밀, 초콜릿, 코코아 |
| (소음 I형) | 닭고기, 개고기, 무, 시금치, 토마토, 사과, 귤, 찹쌀, 감자, 옥수수, 벌꿀, 겨자, 후추 | 돼지고기, 생굴, 게, 새우, 오이, 참외, 바나나, 보리, 팥 |
| (소음 II형) | 닭고기, 쇠고기, 개고기, 미역, 김, 무, 토마토, 상치, 사과, 귤, 복숭아, 찹쌀, 감자, 옥수수, 벌꿀, 겨자, 후추 | 돼지고기, 생굴, 게, 새우, 오이, 참외, 바나나, 보리, 팥 |

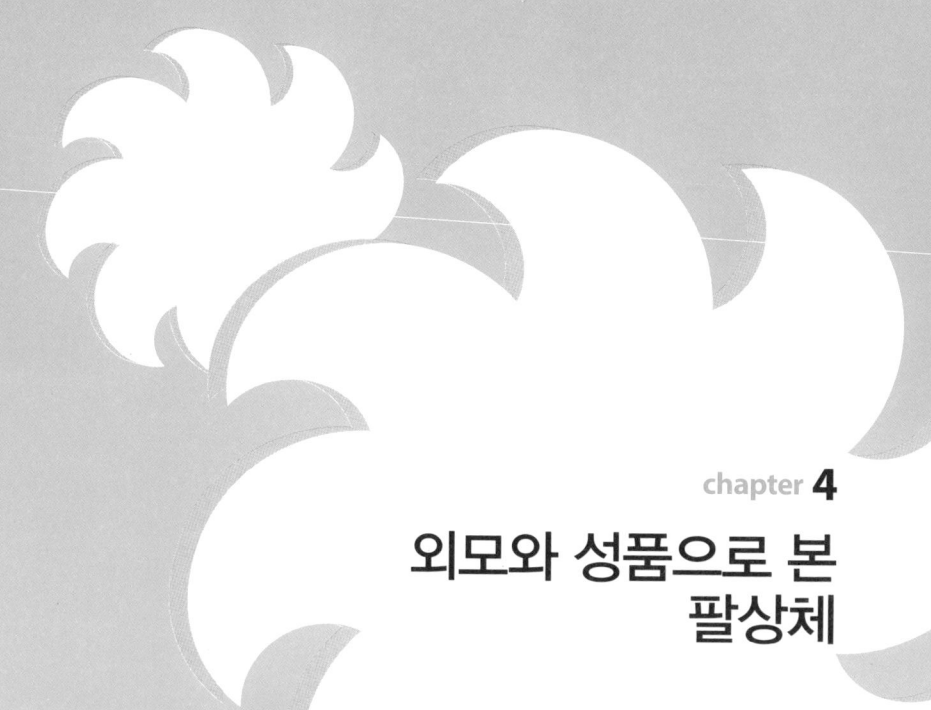

chapter **4**

# 외모와 성품으로 본 팔상체

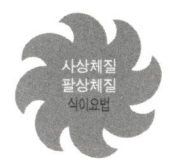

# 외모와 성품으로 본 팔상체질

사상의학에서 체질은 태양·소양·태음·소음 4가지로 나뉘는데, 이것을 더 세분한 것이 팔상 의학이다. 여기에서는 팔상의학에 따른 체질별 외모와 성품에 관해 설명하겠다. 특히 살이 찌는 비만 증에는 체질적으로 확실히 구분이 된다. 가령 씨름선수들의 대부분은 소음인 II형이며 특히 천하장사는 전부가 소음인 II형이다.

살이 찌는 체질로는 주로 소음인·태음인인데, 그중에서도 II형이 I형에 비해서 9:1정도로 절대적이며 소양인도 II형이 비대한 사람이 많다. 결론적으로 각 체질의 II형이 살이 찌는 체질인데, 소음인 II형과 태음인 II형은 특히 체중관리를 잘해야 한다.

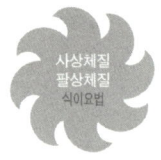

# 태양인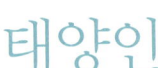

### 태양인 I

이 체질은 머리통의 모양이 특징이다. 즉 머리가 크고 얼굴은 둥근편이며, 살이 별로 없고 광대뼈가 튀어나온 외모를 지닌다. 이마는 넓고 눈빛은 예리하게 빛난다. 성품은 사고력이 좋으며, 판단력이 빠르고 진취적이고 영웅심을 발휘하려 한다. 자존심이 너무 강하여 자신의 뜻대로 일이 되지 않으면 분노를 자주 표출한다.

태양 I 체질은 대변이 묽게 나오고 만성 소화불량으로 고생한다. 신경통, 요통이 잘 일어나고 치질, 치루, 대장염 같은 대장 이상증이나 자궁질환도 자주 발생한다. 약에 대해 부작용이 잘 일어나며 육식은 가급적 피하는것이 좋다.

### 태양인 Ⅱ

외모상으로는 대개 상체가 발달하고 허리가 빈약하다. 따라서 오래 앉아 있거나 서 있으면 불편해 하며 기대거나 눕기를 좋아한다. 그러나 서 있는 자세가 필요하다.

성격은 독선적이며 광적인 면도 있고 과장하여 자랑하는 습성이 있으며 집념 또한 강하다. 두뇌가 뛰어나 창의력이 있으며 발명가적 기질이 있다. 진취적인 기상으로 과단성 있는 행동을 하며 의욕이 지나치고 꼼꼼하고 까다로우며 두각을 나타내는 유별난 행동으로 주위사람과 화합하기가 어렵다. 이 태양 Ⅱ체질은 목덜미가 굵고 발달되어 있으며, 깔끔하고 단정한 매무새를 좋아하며 청각이 뛰어나 음악에 재능은 있지만, 감상적인 번뇌를 자주하는 것이 흠이다.

간 기능이 선천적으로 약하며 약에 대한 부작용이 민감하다. 과식은 금물이며, 기름진 육식과 자극성 있는 음식을 피하며 담백한 음식과 하루 두끼의 소식이 필요하다.

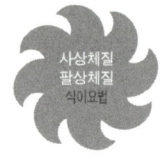

# 소양인

### 소양인 Ⅰ

소양인 Ⅰ은 가슴이 좁은 새가슴형이고 옆에서 보면 등이 굽어 어깨가 앞으로 구부러진 모습이다. 엉덩이는 작고, 살색은 희며 윤기가 적은 건성 피부형이다. 귀티가 풍기는 용모이며 머리통이 앞뒤로 나오면서 적은 편이고, 머리카락은 가늘고 곱슬머리가 많다. 또한 피부에 반점이 생기기 쉽다.

성격은 급하고 경솔하여 빨리 시작하고 빨리 끝내야 다른 일을 시작하며 골치 아픈 것을 싫어하는 단순한 성격이다. 겉으로 얌전한 것 같으나, 속에는 불 같은 성격이 있어서 불의를 못참는 강직한 성격을 소유하며 의리를 지킨다. 반면 다정다감하며 동정심을 발휘하기도 한다. 또 솔직하고 꾸밈이 없으며 아부는 싫어한다. 오락에는 재능이 없으며 판단력이 뛰어나 직감이 적중하는 경우가 있고 명예욕을 중시한다. 냉수를 좋아하며 변비에 잘 걸리고 소주, 고추, 매운 음식을 먹으면 설사를 한다. 여름을 견디기 힘들어 하며 신경과민, 울화병, 신경쇠약, 협심증, 눈병에 주의해야 한다.

### 소양인 Ⅱ

외모상으로는 흉곽이 발달되어 있으며, 엉덩이가 자기 체형에 비해 적은 편이다. 상체가 발달되어 있고 하체가 약한 편이다. 머리통이 작고 둥글며 짱구형인 사람들이 많다. 눈매가 날카롭고 눈꼬리가 치켜 올라가거나 눈썹이 짙다. 입이 작고 입술이 얇으며, 턱이 뾰족하여 하관이 빠른 형이다.

성격은 매우 급해서 일을 서두르며 일에 싫증을 쉽게 느낀다. 자신의 감정을 가슴속에 묻어두지 못하고 말해 버려 비밀이 없고 경솔한 편이다.

소양인 Ⅱ는 배설기능이 나쁜 체질이므로 소변을 자주 보고 허리가 잘 아프며, 수족·얼굴에 부종이 오며 생리가 불순하다. 얼굴이 달아오르거나 가슴이 답답하고 잘 놀라며, 심장이 잘 뛰고 빈혈증세처럼 어지러워하는 현기증이 잘 생기며 두통이 자주 온다.

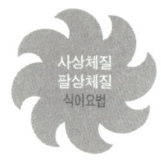

# 태음인

### 태음인 I

얼굴에 여드름 흔적이 있는 사람들이 대부분이다. 손발이 잘 트고, 골격이 크며 키도 크고 윤곽도 뚜렷한 모습이다. 코구멍이 작은 사람들도 태음인 I 에 속하는 경우가 많다. 성격은 말수가 적어 과묵하고 이기적인 성격이다. 사고가 깊으며 말수가 적어 조용한 편이고, 서정적·가정적인 사람이 많다. 그러나 게으르고 낮잠을 좋아하며 결단력이 없어 일처리가 빠르지 못하다. 하지만 한번 시작한 일은 꾸준히 노력하여 크게 성공하는 성품을 갖고 있기도 하다.

생선회나 맥주를 먹으면 탈이 나는 경우가 많으며, 추위를 잘 타고 배꼽주의를 누르면 아프고 뻐근하다는 경우가 많다. 심폐 기능이 약한 증상이 있어서 겁이 많고 가슴이 잘 뛰며 불안하고 우울해서 잠을 잘 못자고, 어지러우며 팔다리, 어깨가 저리고 아픈 증상이 자주 있다.

### 태음인 Ⅱ

외모상 골격이 굵고 비대하며, 피부가 검푸른 청동색 얼굴이다. 땀구멍이 큰 특징이 있다. 이목구비 윤곽이 뚜렷하고 허리가 굵고 배가 나와 걸을 때 다소 거만해 보인다.

땀이 많아 자주 땀을 흘리며 물이나 국물을 좋아한다. 뼈대가 굵고 의젓하며 행동이 듬직하지만, 고집과 심술이 있으며 음흉하여 겉과 속이 다른 성격이다. 기운이 세며, 잔병이 별로 없고, 목욕이나 안마, 부황 등을 좋아한다.

속마음을 알 수 없고 미련하고 우둔한 면도 있다. 성격은 다혈질로 무서운 인상이며 지구력이 있어 사업가적 재질이 있고, 명예보다는 재물을 좋아한다.

눈에 피로를 느끼며 목덜미가 당기거나 어깨가 뻐근하고 호흡이 약해 숨이 잘 차고 가래도 잘 뱉는다. 혈압이 높고 동맥경화와 같은 순환기 질환과 지방간 같은 신체적 이상이 잘 발생한다.

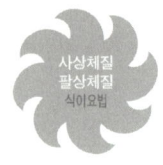

# 소음인

### 소음인 I

외형상 체구가 적으면서 상하체의 균형이 잘 잡혀 있다. 용모도 오밀조밀하며 이마는 약간 나오고 이목구비는 작지만 다소곳한 인상이고 피부가 부드럽고 땀이 적다. 얌전하며 걸음걸이도 자연스럽다.

이 체질은 여위어 마른 모습으로 몸이 가늘고 안색이 창백하며, 혈색이 없이 몸이 아주 찬 체질이다. 여자의 경우 예쁘고 애교가 있으며 말할 때 눈웃음을 짓는 사람이 많다.

성격이 소심하고 사무적이며 얌전하나 마음속에서는 항상 자기자신을 제일 중요시하는 경향이 있고, 실리를 얻기 위해 잔재주를 부리며 깔끔하고 매사 소극적이며 무기력한 면도 많다.

자신의 일을 남이 손대는 것을 싫어하며 편협하고 질투심도 강하며 인색한 면도 있다. 돈과 명예보다는 사랑을 중요시하며, 이것을 우선시하는 경향도 있다. 위의 기능이 약해 적게 먹는다. 손발이 차고 추위를 잘타며 소화불량이 많은 편이다. 현실로는 자신을 찾는 이기적인 사람이면서도 공상이 많은 정신적 고민을 하는 체질이다.

### 소음인 Ⅱ

외관상 상하체의 균형이 잘 잡혀 있으면서 몸이 단단하고 날렵하며 동작이 민첩하여 운동에 재질이 있는 체형이다. 이마는 약간 나오고, 이목구비가 크지는 않지만 잘 짜여 있어서 용모가 오밀조밀하고 피부가 부드러우며 땀이 작다. 걸음걸이가 안정되어 자연스럽고 얌전한 편이다. 체온은 높은 편이고 찬 곳을 좋아하며 성욕이 강하다. 성품은 내성적, 소극적이며, 겉으로는 부드럽고 겸손하나 마음속은 강인하고 조직적이며 치밀하다. 복수심도 강하며 결단력이 있고 조직적이고 사무적이어서 남에게 잘 보이려고 노력하는 성품이며, 아첨도 잘하고 질투심이 강하다. 마음이 다소 편협한 편이며 남에게 인색한 면도 있다. 자신의 이익을 위해서는 최선을 다하며 기회를 잘 엿본다. 이 체질은 생각한 것을 반복하여 생각함으로써 의심을 잘한다. 따라서 소화불량, 위산과다증이 생기며 두통, 어지러움증도 잘 느낀다. 건강할 때는 땀이 나지 않는 특성이 있다. 따라서, 땀을 많이 흘리면 몸이 쇠약해지는 체질이다.

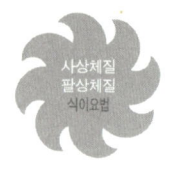

# 체질에 따른 금언

### 태양인

 태양인은 간 기능이 약하므로 가급적 술은 끊는 것이 좋다. 술과 함께 담배도 끊는 것이 건강에 유익하다. 흡연 역시 간에 좋지 못하기 때문이다. 또한, 상체보다는 하체가 약하므로, 하체를 발달시키는 운동을 한다. 태양인에 맞는 체질 식사를 하면서, 체질에 맞는 녹즙을 마신다면 건강유지에 더욱 도움이 된다. 태양인에게는 케일에 감식초를 혼합한 녹즙이 좋다. 또한, 포도주스나 모과차를 마시면 태양인의 체질에 유익하다.

### 소양인

소양인은 모든 일에 조급함을 갖고 서두르는 태도를 버려야 하며 여유를 가지고 천천히 행동하는것이 좋다. 이는 운전을 할 때 특히 요구되는 행동지침이다.

또한, 소양인은 체질적으로 열이 많음으로 아침마다 냉수를 마시는 것이 좋다. 특히 비위에 열이 많으므로 꿀과 인삼은 가급적 먹지 않는것이 좋다. 또 하체가 약하므로 이를 보완하기 위한 하체 강화 운동을 하는 것이 좋다. 소양인은 끈기는 좀 부족하지만, 행동이 빠르고 승부욕이 있다. 그러나, 성격의 단점을 보완하기 위해 인내심을 길러주는 운동을 하는 것이 도움이 된다.

녹즙을 마실 경우, 소양인에게는 신선초에 감식초를 혼합한 것이 체질에 맞으며 유익하다. 차茶로는 구기자차가 체질에 맞는다.

### 태음인

태음인은 폐와 심장의 기능이 약하므로 담배는 끊는 것이 좋다. 간 기능도 비교적 좋은 편이지만, 타고난 성격으로 과음하는 경향이 있으니 술은 조금씩 마시는 것이 건강에 좋다.

태음인은 땀을 많이 흘리는 것이 건강하다는 표시이므로 땀을 많이 흘리는 것이 좋다. 상체가 약하므로 하체보다는 상체운동을 주로 해야 한다. 또한 태음인은 될 수 있으면, 운동량이 많은 운동을 할 것을 권한다.

이 체질의 사람은 운동 자체에는 흥미를 느끼지만, 승부에는 크게 집착하지 않는다. 따라서, 씨름이나 역도같은 운동이 적합하리라 생각된다. 그러나 순발력과 민첩함을 요하는 운동을 하여 부족한 면을 보완해야 한다.

또 태음인은 성격상 폭식하는 경향이 있으므로 과식은 피하고, 규칙적인 식사를 한다. 폐가 약하므로 맑은 공기를 자주 마셔 폐기능을 좋게 한다.

또 태음인은 체질상 신경계, 호흡기, 피부가 약하므로 그에 관련된 질환을 조심해야 한다. 유산균제제를 먹어 약한 대장기능을 활력있게 한다. 거기에 당근과 사과를 혼합한 생즙을 마시면 금상첨화라 하겠다. 또 태음인이 감기에 걸렸을 경우 초기에 아스피린을 복용하면 효과가 좋다.

### 소음인

체질상 위의 기능이 약하므로 과식은 절대 피한다. 소음인은 땀을 많이 흘릴수록 건강에 좋지 않으므로 되도록 땀을 많이 흘리지 않도록 한다.

또 체질적으로 비위기능이 약하고 소화기관이 냉하므로 찬음식은 몸에 해롭다.

대체로 허약체질이기 때문에 잔병이라도 소홀히 하지말고 치료해야 큰병이 되는 것을 막을 수 있다. 또한 신경이 예민한 편이므로 신경질환에 걸릴 우려가 많으니 이를 경계해야 한다.

소음인은 상체가 약한 편이므로, 하체보다는 상체 운동을 더 하는 것이 좋다. 앞서도 땀을 많이 흘리지 않는 것이 좋다 했으므로, 격한 운동은 하지 않는 것이 좋다. 기력이 약하여 자신의 신체 능력에 비해 소모량이 큰 운동을 할 경우 건강을 해칠 우려도 있다. 따라서 몸을 유연하게 해주는 체조나 조깅 같은 운동이나, 테니스 등의 운동을 짧은 시간 동안 꾸준히 하는 것이 좋다.

소음인의 경우, 양배추에 귤을 섞어 만든 생즙을 마시면 몸에 유익하다. 또한 꿀, 인삼, 대추를 차茶로 하여 마시면 좋다.

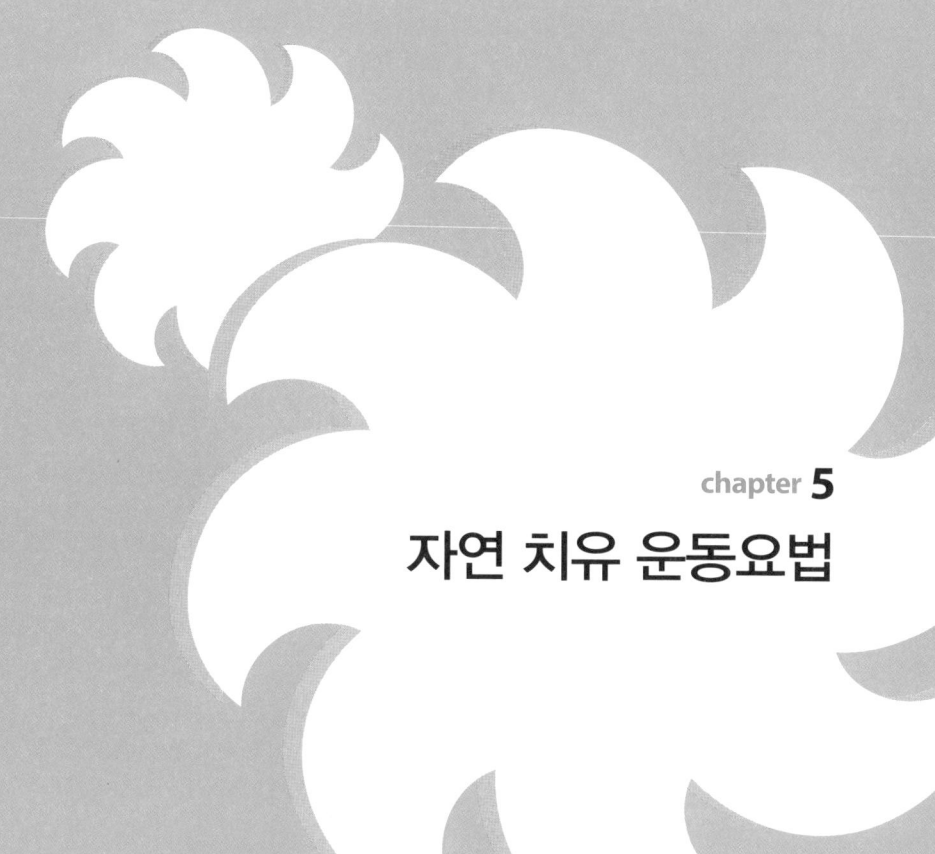

chapter **5**

# 자연 치유 운동요법

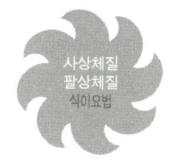

# 자연 치유법

인간에게는 병과 싸워 이기거나 병을 막아내는 자연치유력이 있다. 이 치유력이 약해지면 중병이 드는 것이며, 이 자연 치유력은 스스로 키워야 한다. 즉 자연식을 하면서 자연에 맞춰 생활하는 태도를 지녀야 한다. 다음의 치료법을 이용하면 난치병, 고질병(만성간염 · 간경변증 · 만성신장염 · 기관지천식 · 관절류머티스), 암 등의 치료에 도움이 된다.

### 잠자리

척추를 바르게 하기 위해 나무 침대에서 누워 자야한다. 또한 나무베개를 베면 목뼈가 바르게 되어서 좋다. 또 반드시 신선한 공기가 방안으로 통하도록 하고 자야한다.

### 목욕

매일 하는 것이 바람직하다. 냉·온욕을 하면 감기, 몸살 등이 걸리지 않는다. 냉·온욕을 할 때는 냉탕 6회 온탕 5회가 좋으며, 이때 물의 온도는 냉탕은 14~15℃, 온탕은 41~43℃가 적합하다. 풍욕風浴을 할 경우는 하루 10회 이상 하는 것이 좋다. 이것은 피부를 단련시키고 피부를 통해서 몸의 독소를 빼는 효과가 있다.

냉탕이 없는 경우 냉수를 몸에 끼얹어도 좋다. 이때는 발에서부터 시작하는 것이 좋다.

### 호흡

매일 옥외의 신선한 공기를 깊게 들이마셔야 한다. 체내의 일산화탄소와 탄산가스를 뱉어내고 신선한 산소와 질소를 넣어주어야 한다. 단전호흡을 하는 것은 매우 좋은 방법이다.

### 운동

환자가 쇠약해서 힘이 없는 경우에는 자연 건강법에서 쓰는 건강기(운동기)를 사용한다. 체력이 다소 있으면, 환자 자신이 할 수 있는 운동을 시행한다. 걷기, 달리기, 등산 등은 좋은 운동이며, 걷기의 경우 40분 이상 지속해야 효과가 있다.

요가나 선도법을 익히는 것도 좋다. 또 4종류의 자연건강법운동을 익히면 도움이 된다. 즉 붕어운동, 모관운동, 개구리운동(합장합척운동), 등배운동이 그것이다.

### 그 외의 방법들

적당한 일광욕도 도움이 되며, 뜸법도 실시해 본다.

또한 탄소봉강(탄소 강철 막대) 전기치료나 전신정체 마사지법을 익히는 것도 유익하다. 이 전신정체 마사지 법은 몸전체를 움직이지 않는 상태하에서 행하는 마사지 법으로, 이때는 가족의 도움이 필요하다.

아침과 밤 공복시 1,000cc의 관장을 한다. 적어도 하루에 한번은 해야 하며, 효과적으로 하기 위해서는 배에 된장찜질을 4시간 정도 한 후 관장을 하면 좋다.

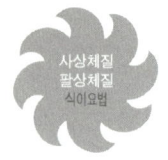

# 운동요법

### 붕어운동

바로 누워서 깍지 낀 손을 머리에 받친 채 몸 전체를 좌우로 바르게 흔든다. 시간은 1~2분이면 족하다.

이 운동은 척추 좌우의 부탈구를 교정시키고 장기들의 위치를 바르게 해주며, 장의 연동운동을 도와준다. 어린아이들은 이 운동만으로도 병이 들지 않을 정도이여, 맹장염도 이 운동으로 간단히 고쳐진다. 아침, 저녁으로 하는 것이 이상적이나 하루에 한번만 해도 효과가 대단하다.

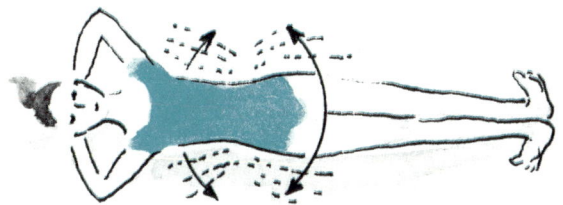

■■■■ 붕어운동

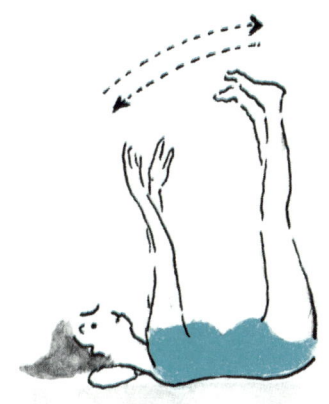

■■■■ 모관운동

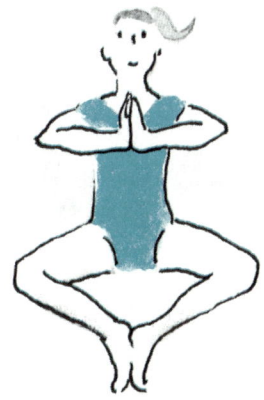

■■■■ 개구리운동

### 모관운동

아기들은 기저귀를 갈아채우려고 하면 반드시 죽죽이를 한다. 말과 같은 동물은 넘어지면 네발을 흔든다. 이것을 발전시킨 것이 모관운동이다. 나무베개를 베고 드러누워서 두 팔과 두 다리를 하늘로 향해 일직선으로 편후 가볍게 전후로 흔든다.

시간은 1~2분이면 족하다. 하루 한번만으로도 피의 흐름을 고르게 할 수가 있다.

### 개구리 운동

이 운동은 좌우의 신경을 고르게 하고 혈액 순환과 신진대사를 바르게 한다. 누워서 개구리의 헤엄을 흉내낸다. 두 손을 합쳐서 머리 위로 뻗는 것과 두 발바닥을 합쳐서 아래로 뻗는 것을 동시에 한다.

이 운동을 수십회 한 뒤에 가슴 위에서 합장을 한 채 3분쯤 조용히 누워 있으면 더욱 좋다. 이 운동은 특히 부인병에 특효가 있다. 대하증, 냉증 등이 치료되는 것은 물론이고 임부는 순산을 할 수가 있다. 간단한 준비운동이 있다.

### 등배운동

퇴계의 문하생들이 뛰어났었다는 것은 널리 알려진 사실이다. 퇴계는 제자들에게 이 운동을 시켜서 혈액순환이 잘 되게 했으며, 장내의 숙변을 제거시킬 수가 있었던 것이다. 그래서 두뇌가 맑아져 공

## 등배운동

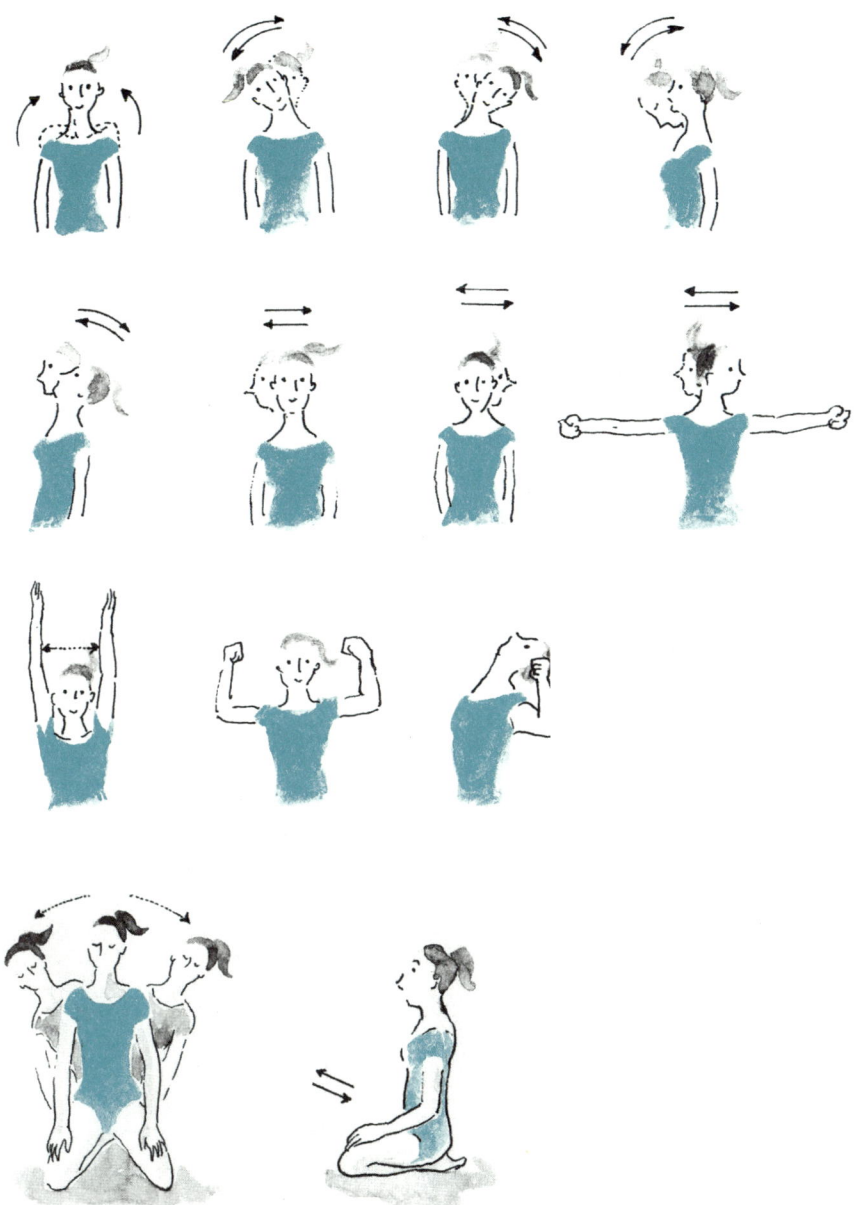

chapter 5 | 자연 치유 운동요법

부가 잘 되었던 것이다.

일본인 니시 가쯔죠(서승조西勝造)는 이 운동에다 도리도리 운동을 준비 운동으로 도입하여 등배운동을 정리하였다. 앉아서 좌우로 흔드는 것이다. 좌우로 45도 정도로 기울이는 것이다. 오른쪽으로 흔드는 것을 먼저 하며 약 10분 동안 500회 정도를 흔든다.

이때에 몸이 기울어지는 방향으로 아랫배를 동시에 내밀면 채액이 중성화되어 더욱 좋다. 꿇어 앉아서 하는 것이 이상적이나 다리를 포갠 자세로 해도 무방하다. 준비 운동은 그림을 참조하면 된다.

나무베개와 나무침대의 이용, 등배운동 등으로 수면 시간을 하루에 2~3시간 정도는 줄일 수가 있다.

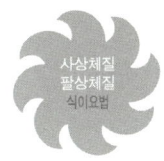

# 숙변

## 숙변이란 무엇인가?

이에 대한 확실한 정의가 아직까지는 없는 실정이다. 현대의학을 전공한 의사들은 물론, 단식 지도자들 중에도 숙변의 존재에 대한 진부를 의심하는 사람들이 많다. 일본의 고오다 미쓰오 박사는 자신의 단식에 대한 체험이나 난치병 환자들의 치료후 틀림없이 다량의 숙변이 배출되었다고 하면서, 이 숙변이 배출된 후에 현대의학으로 치료되지 않는 불치병들도 치유가 되었다고 한다. 그가 45년간에 걸쳐서 얻은 관찰과 임상경험은 숙변에 대한 귀중한 자료가 된다.

그는 숙변에 관해서 정의하기를 숙변은 위장의 처리 능력을 넘게 부담을 주었을 때, 즉 과식을 하고 있을 때「장관 속에 정체하는 식물잔사와 세균류를 포함한 장관 내용물」이라 정의했으며, 비교적 단기간내에 생성될 수 있다고 하였다.

### 숙변이 정체되는 원인

대부분의 사람들은 자기의 위장이 가지고 있는 식물처리능력食物處理能力, 즉 완전소화흡수능력 이상으로 매일 음식을 많이 먹고 있다. 즉 과식을 한다.

사람들은 자기 위장의 식물처리능력 즉, 소화흡수능력을 잘 모르고 있다. 그래서 맛이 있는 음식을 보면 먹고 싶은 본능에 지배되어 자기 위장의 처리능력 이상으로 많이 먹게 된다. 또 곤란한 일은 자기의 위장의 처리능력을 알고 있어도 의지가 약해서 탐욕한 식본능食本能에 휘말려 매일 과식을 하게 되는 것이다.

매일 과식을 하면 처리하지 못한 식물잔사가 장관내에 정체하게 되는 것은 당연한 일이다. 장관내에 과잉된 식물이 정체되면 이 식물잔사를 수용하기 위해서 장관이 옆으로 팽창하거나 길게 늘어나게 된다. 장관이 한 국부에서 팽창되면 주머니 같은 게실憩室이 형성될 수도 있다.

길게 신장이 되면 복강내에서 늘어나기도 하여 하수가 된다. 굴곡이 되기도 하여 장이 변형이 된다. 협착이 되는 부분, 꼬이는 부분, 유착하는 부분 등이 생기어 장내용물의 통과 진행이 어렵게 되어 점점 정체가 된다. 정체가 되는 시간이 길어지면 숙변이 되는 것이다.

## 숙변 방지법

1. 과식을 하지 말아야 한다. 자신의 위장의 소화 흡수능력 이상으로 많이 먹어서는 안 된다.
2. 간식을 하지 말것 – 간식을 함으로써 과식이 되는 경우가 많다.
3. 소식을 할것 – 정량의 80%만 채우는 것으로 만족한다.
4. 정제 가공식품과 가공음료수를 먹지 않는다. 정제 가공식품은 진정한 영양학적 면에서 볼 때 불합격 식품이다. 또한 이 가공식품에는 100여종의 화학물질이 첨가되어 있다. 이는 식품의 색깔, 형태, 굳기, 맛, 보존 등을 위해 쓰이는 것들이다.
5. 육식을 적게 먹거나 동물성식품 전부를 금식하고 식물성 식품 위주의 식생활을 하도록 한다.
6. 자연식을 하며, 현미 잡곡밥에 야채 반찬 위주의 식생활을 한다.
7. 생수를 많이 마신다.
8. 체질식을 꼭 한다. 자기의 체질(사상체질로 구분)에 유익한 식품만 먹고, 해가 되는 식품은 금지한다.
9. 일정시간에 규칙적인 식사를 한다.
10. 미역국 다시마국을 많이 먹는다.(단 소양인에게는 해가 된다.)
11. 저녁식사 후 야간에는 음식을 일체 입에 넣지 않는다.
12. 할 수 있으면 운동을 많이 한다.

그러나 이러한 숙변도 장내 미생물 등에 의하여 계속 부패와 발효가 되어 분해되어서 오랫동안 정체되는 일은 없다. 수일이 지나면 대부분을 분해해버리는데, 같은 장소에 새로 들어온 과잉식물이 계속해서 차게 된다. 다시 부패와 발효가 반복이 되는데, 이 과정에서 암의 원인이 될만한 유해물질이 생산되고 알레르기성 질환의 원인인 알레르겐이 생산되기도 한다.

팽창된 장관은 풍선같이 부풀어져서 장의 연동운동蠕動運動을 활발하게 하기가 어려워진다. 이것을 소위 장 마비腸痲痺라고 동양의학에서 부른다. 현대의학에서 장 마비라고 하는 것은 장관 전체가 급성으로 마비되어 운동이 안되는 것을 말하며 대단히 위험한 질병이다. 동양의학에서 말하는 장 마비는 장관의 일국소에 생기는 장운동의 저하 현상이며 장내용물의 정체현상이 발생하게 되어 숙변이 생기게 하는 원인이 되는 것이다.

장 마비가 심해지면 장관의 연동운동이 약하게 되어 식물잔사가 정체되니까 배가 팽만하여 고생하게 된다.

이때는 식물섬유植物纖維가 변통便通을 좋게 한다고 하여 생야채나 과일 또는 고구마, 콩 등을 먹어도 장 마비가 심한 사람은 변통이 좋게 되기는커녕 배만 더욱 팽창해져서 고생을 더 하게 된다. 이 장 마비를 몰라서 생야채와 과일 또는 고구마 등을 많이 먹어 복부팽만감으로 고생을 하는 사람들이 많이 있다.

생야채와 과일은 날것이므로 효소가 많이 포함되어 있다. 그 효소가 장관 속에서 작용을 하니까 발효가 일어나고 많은 가스가 발생하게 되는 것이다. 이 가스가 장관의 하부로 부드럽게 배출되게 되면 기분좋게 방귀가 되어 나가고 하등의 장애를 남기지 않게 되지만 장마비가 심한 사람에 있어서는 부드럽게 아래로 나가지 못하게 된다.

그 결과 배가 팽만해지고 그 가스가 장관벽으로 흡수 되어 몸속으로 들어가면 독이 되고 (자가중독自家中毒) 현기증, 두통, 일어설 때 눈이 캄캄해지는 등의 여러 가지 이상 증세가 생기게 되는 것이다. 그리고 뇌졸중의 발작, 심근경색, 기관지천식발작 등도 이 장관 속의 부패·발효와 관련되어 있다고 본다. 따라서 장마비는 만병의 원인이 된다고 하여도 과언이 아니라고 믿어진다.

요컨대 자기의 위장의 처리능력을 넘게 섭취하게 되는 식본능에 지배되어 과식을 한 결과 숙변이 장관내에 정체되어 발효, 부패하고 이 부패에서 생기는 유해한 독소가 장관벽을 통과해서 체내로 흡수된다. 이 독소가 전신에 퍼져 모든 세포와 조직에 해를 주어 모든 병의 원인이 되게 하는 것이다.

## 숙변의 정체방지와 배출을 위한 구체적 방법
### ● 체질식

필자의 체질식 방법을 예로 들자면 태양인에 유익한 음식물만 먹고 해로운 음식물을 절대로 먹지 않는 것을 규칙으로 하고 있다.

필자는 이 체질식 식생활을 1970년부터 하고 있으니, 이미 24년간이나 되어, 이제는 완전히 습관화 되어 체질식 식생활에 별 어려움이 없게 되었다.

체질상 모든 육식이 해가 되어 육식만 하면 고질병인 소화불량증이 재발하여 고생하게 되므로 철저하게 삼가하고 있다. 바다에서 나는 어패류와 생선은 유익한 식품으로 되어 있어서 작년 여름까지는 즐겁게 먹어 왔었다. 그런데 과로로 인하여 체력과 소화력이 약해져 어패류와 생선을 먹어도 소화가 잘 안되어 작년 가을부터는 생선류도 될 수 있는 한 먹지 않는 방향으로 바꾸었다. 금년 봄부터는 생선류도 일체 금지하는 쪽으로 식사를 하며, 지금은 곡채식주의를 지키고 있다. 이 곡채식주의, 즉 채식주의가 제일 좋은 것 같다.

### ● 하루 두끼 먹기

자연건강법을 시작한 1978년부터 하루 두끼 먹기 주의를 고수하며 실천하여 왔다. 원래 건강이 좋지 않았기 때문에 겨울이 되면 손이 대단히 차게 되어 배추김치국을 한 대접씩 먹기로 하고 있었는데, 작년 겨울부터는 아침엔 미역국을 한 대접씩 먹고 있다.

미역국을 한 대접 먹으면 뱃속이 든든하고 기운이 나며, 오전중 많은 환자를 보아도 견딜 수가 있으며 손도 안 차지고 기분좋게 일을 할 수가 있다.

미역이나 다시마는 영양분은 적으나 무기질(미네랄류)이 많고 섬유질이 특별히 많아서 피를 맑게 한다. 변비와 장의 정체를 막아 배변을 용이하게 하기 때문에 숙변 정체방지와 숙변 배제방법의 자연식으로 제일 우수한 식품이 되는 것이다. 저녁식사 때에도 미역국을 반대접씩 먹고 있다.

아침에는 미역국 대신 야채국(여러 가지 잎야채, 즉 배추, 양배추, 시금치, 근대 등으로 만든)도 자주 먹는다.

### ●생수 많이 마시기

니시식(서식西式) 건강법에서는 생수를 하루에 2,000cc씩 먹어야 하며 30분마다 30cc씩 먹어야 우리 몸의 온갖 조직과 세포에 수분이 충분하게 공급되어 세포의 생리기능이 원활하게 이루어지고 좋은 건강을 유지할 수 있다는 것을 식생활의 원칙으로 하고 있으니 생수를 2리터씩 마시는 것이 생활화되어 있다.

필자는 1976년부터 생수로 꼭 「초정약수」를 마시고 있다. 이 초정약수는 충청북도 청원군 북일면 초정리에서 생산되는 천연 약수(탄산수)이고 소화불량증, 당뇨병, 고혈압, 피부병, 관절류머티스, 안질 등에 효과가 좋다는 약수이다.

고려 시대에 개발되었으며, 조선시대 세종대왕이 훈민정음을 창제하실 때 과로로 소갈증(당뇨병)과 안질眼疾에 걸려 이 초정리에 행차하시어 초정약수를 장복하시고 눈을 세척하시어 3개월간의 치료로 건강을 회복하시고 환궁하시었다는 사실이 실록에 기록되어 있다고 한다.

필자의 고향이 청원군 북일면이다. 초정리와는 25리 정도의 거리가 되는데 보통학교(초등학교) 시절부터 매년 여름방학에 동네사람들과 떼를 지어서 약수를 먹으러 다닌 일이 있다.

1946년 가을 필자의 내자가 둘째 아들을 해산한 후 소화불량이 되어 양약, 한약을 이것저것 써보아도 효험이 없이 한달여간 고생하다가 초정약수를 마셔보았으면 좋겠다고 원하기에 데리고 가서 여인숙에 유숙하며 초정약수를 마시고 밥도 지어 먹었더니 효과가 나서 1개월간 약수 치료로 완치가 되어 건강하게 회복 되어 돌아온 일이 있었다. 이 일이 있은 후 필자는 초정약수가 소화불량에는 신약神藥이라고 믿게 되었다. 전문가들의 말에 의하면 초정약수는 프랑스 「비시약수」, 「미국의 한약수」와 더불어 세계 3대 영수靈水의 하나라고 한다.

초정약수는 한국과 같은 약소국의 한촌寒村에 있기 때문에 세계적으로 이름이 나지 못하고 천대를 받고 있는 것이라고 한다.

필자는 소화불량증, 당뇨병, 고혈압, 암, 만성간염과 간경화증, 만성관절류머티스, 만성피부병과 알레르기성 질환 외 기타 난치병 환자들에게 이 초정약수를 주문해서 마시도록 권유해주고 있다.

● 주식主食

필자는 특수체질 즉 태양인太陽人인데 해가 되는 곡물류가 많다. 즉 현미, 찹쌀, 찰수수, 차조, 흰콩, 밀가루, 율무, 붉은팥, 흰설탕, 참깨(참기름) 등이 나쁘다. 유익한 식품으로는 쌀(백미), 보리, 옥수수, 메조, 검은콩, 검은팥, 약콩, 강남콩, 완두콩, 덩쿨콩, 제비콩, 선비콩 등과 녹두, 메밀, 호밀 등이다.

그런데 필자는 주식에 크나큰 실수를 해온 것이 최근에 판명되었다. 원래 필자의 체질에는 현미가 해가 되는 식품으로 되어 있어서 1970년대 말까지는 현미밥을 먹을 생각도 해본 일이 없었는데(1960년 초부터 알고는 있었으나 현미밥을 해서 먹어 본 일은 없었다) 1978년 서식건강법(니시의학)과 자연의학책을 여러권을 읽어보며 현미식이 절대로 좋다고 믿게 되어 현미밥을 해먹게 되었다.

그런데 현미밥 먹기 2년만에 의외의 변화가 생겼다. 지금까지 충치가 하나도 없던 이齒牙가 부서지기(깨지기) 시작했다. 처음에 우측 하악 제일 대구치가 아무 충격도 안 주었는데 갑자기 깨어져서 떨어지더니 점점 깨어져서 치관 부분이 완전히 망가져서 치과에 가서 보철을 하였다.

3~4개월 뒤에 좌측 상악 제일 대구치가 깨어지고 부서져버리는 것이다. 또 2개월 후에는 우측 상악 제일 대구치가 파손되고 또 2개월 후에는 좌측 하악 제2대구치가 파손되는 현상이 일어났다. 충격적인 일이었다.

현미에는 휘틴산이라는 산이 있는데 중금속과 무기질(칼슘, 철분 등)을 흡착해서 배출하는 작용을 하므로 현미밥을 먹을 때에는 하루에 멸치를 4~5마리씩 먹어서 칼슘을 보충해야 한다는 것도 잘 알고 있어서 의식적으로 멸치조림을 많이 먹고 있었는데도 칼슘 부족현상이 일어나는 것이었다.

현미가 좋다. 현미밥을 먹으면 건강해지고 난치병도 치료가 된다고 여러 책에 강조되어 있는데 필자에게만 이와 같은 불상사가 일어날 수 있는가. 필자는 당황해서 칼슘 보충 방법을 바꾸어보려고 했다. 그래서 계란껍질을 빻아서 하루에 차순갈로 하나분을 먹으면 골다공증도 치유되고 요통, 관절통에도 좋다고 쓰여 있는 책을 보고 계란껍질을 모으기 시작했다.

필자의 집에서 먹는 계란의 양은 하루에 3~4개 정도 밖에 되지 않으므로 몇 달간 모아야 했다. 그래서 계란을 많이 쓰고 있는 음식점을 몇군데 다니며 부탁을 하여도 잘 모을 수가 없었는데 음식점의 한 직원이 슈퍼마켓의 빵가게에 부탁해보라는 것이었다. 빵을 만드는데 계란을 많이 쓰고 있으니 하루에 수백개씩 나온다는 것이었다. 우리 아파트 근처에 있는 슈퍼마켓의 빵가게에 가서 부탁을 하였더니 곧 200여개의 계란껍질을 주는 것이었다.

집에 와서 물에 하루 정도 담구어서 속껍질을 불어서 떨어지게 한 후 계란껍질을 베란다에 널어놓고 말리었다. 시간이 걸렸다. 여러 날 동안 말리어 바싹바싹하게 된 것을 분쇄기로 분쇄하여 고운 체로 쳐서 고운 가루로 만들어 커피병에 담았다. 그것을 차순갈로 1개분을 먹어보니 깔깔해서 먹기가 나쁘고 소화흡수가 될 것 같지가 않았다. 그래서 다른 방법을 찾아보았다.

이번에는 미역, 다시마에 칼슘이 많다는 것을 알게 되어 미역국을 1주일에 4~5차례 먹고 다시마튀김은 거의 매식사 때마다 먹기로 하였다. 이렇게 미역국, 다시마를 먹는 일은 지금까지 계속하고 있다. 미역국이 효과가 있었는지 치아가 더 이상 깨어지지 않고 무사히 넘어가고 있다. 현미밥은 금년 봄까지 꾸준히 먹고 있었는데 건강은 점점 나빠지는 것이었다.

그래도 현미밥을 15년간이나 열심히 먹고 있는데 건강상태는 좋아지기는커녕 점점 나빠지고 있으니 걱정이 되고 초조하게 되었다.

1987년 9월에 완력조사법을 발견한 후 일상생활에서 보통 먹고 있는 여러 가지 식품에 관해서 필자의 체질에 유익한 것, 유해한 것을 많이 조사해 보며 현미에 관해서도 여러번 조사해 보았는데 항상 유익하게 나타났다. 그래서 안심하고 현미밥을 계속 먹고 있었는데 건강상태는 점점 나빠지기만 하는 것이었다.

1990년 4월에 팔상의학 창안자이며 필자의 은사恩師인 한의사 권도원 박사를 만나 저녁식사를 하며 현미에 관한 이야기를 하니 권선생이 깜짝 놀라며 태양인과 소양인에게는 현미가 해가 되니 절대로 먹지 말라는 것이었다. 필자도 놀랐으며 그의 말에 유의는 하였으나 자연건강법, 자연식(현미식)에 심취되어 있어서 현미밥을 계속 먹고 있었는데 금년 봄에는 도저히 참을 수가 없어서 현미에 관해서 다시 연구해보기로 했다.

생현미에 관해서 완력조사법으로 여러번 조사해보아도 항상 유익한 것으로 판명이 되었다. 다음에는 필자가 먹고 있는 현미밥(현미, 보리, 검은콩, 붉은팥을 넣어서 지은 밥)에 관해서 완력조사를 해보았다. 그랬더니 뜻밖에도 유해한 것으로 나타나는 것이었다. 현미밥의 성분 즉 현미, 보리, 검은콩, 붉은팥을 따로 분리해서 검사해보니 현미, 붉은팥이 유해하게 되고 보리, 검은콩은 유익하게 나타나는 것이다.

그후 2~3일간 현미밥을 먹을 때마다 성분별로 조사해보았더니 현미 쌀, 붉은팥이 항상 유해한 것으로 나타났다. 생현미쌀, 생붉은팥을 조사해보니 생현미는 유익, 생붉은팥은 유해한 것으로 나타나는 것이었다. 생붉은팥이 계속 나쁜 것으로 나타나 붉은 팥이 밥 전체에 해로운 영향을 주어서 현미밥 전체가 유해하게 된다고 생각되어 현미만으로 현미밥을 지어서 식힌 후에 완력조사를 해보았더니 이 순현미밥도 유해한 것으로 나타나는 것이었다.

그렇다면 현미에 열을 가해서 밥을 지으면 필자의 체질에 유해하게 된다고 판단하고서, 그 후로는 현미밥을 안먹기로 하였다. 그래서 백미, 보리쌀, 검은콩, 검은팥을 넣어서 백미콩 밥을 해먹고 있다. 그 후부터 건강상태가 조금씩 호전되어가는 기분이다. 계속 실험을 해보아야 하겠다.

지금까지 팥하면 검은팥과 붉은팥을 동일한 것으로 생각하고 있었는데 이번 기회에 면밀하게 조사해 보았더니 태양인과 소양인에게 검은팥이 유익하고 붉은팥은 유해하다. 태음인에게는 붉은팥이

## 숙변방지와 숙변배출

1. 섬유질이 많은 보리, 검은콩, 검은팥으로 지은 밥을 점심, 저녁에 먹고,
2. 잎야채 위주의 반찬, 미역, 다시마, 김을 많이 먹고, 특히 아침에는 미역국이나 야채국을 한 대접씩 먹는다.
3. 간식을 하지 않는다. 간식이 숙변정체의 중요원인이 된다. 또 소화불량의 원인이 된다.
4. 과일을 거의 먹지 않는다. 체질상으로 배, 귤, 감, 곶감, 포도, 딸기, 토마토가 유익하게 되어 있으나 과일을 먹으면 소화에 지장이 있고 식욕이 떨어지는 현상이 생기므로 될 수 있는 한 먹지 않는다.
5. 소식을 한다. 소식하기가 제일 어려운 일이다. 왕성한 식본능食本能을 이기기가 어렵다. 오랫동안 수양을 하고 훈련을 하여야 한다.
6. 클로렐라를 금년 4월부터 먹어보는데 숙변 배제에 대단히 좋은 보조식품이라고 본다.
   <편집자 주 : 저자의 체질에 따른 방법이기때문에 사람마다 다를 수 있다.>

유익하고 검은팥이 유해하다. 소음인에게는 검은팥과 붉은팥 모두가 유해하다는 것을 발견하였다.

지금까지 필자는 여러 가지 식품의 생것에만 관하여 조사를 하고 있었는데 이제부터 여러 가지 방법으로 가열 조리한 식품에 관해서도 더욱 많이 조사 연구하여야겠다고 생각하게 되었다.

## ●부식

필자는 특수한 체질이어서 야채류에도 제한이 많다. 뿌리를 먹는 야채 즉 무, 당근, 도라지, 더덕, 우엉, 연근, 생강, 마늘이 나쁘고 파, 부추, 샐러리, 미나리 등도 나쁘다. 유익한 채소로는 배추, 양배추, 상추(자주색 상추는 나쁘다), 시금치, 쑥갓, 근대, 아욱, 양파, 감자, 고구마, 오이 등인데, 배추, 양배추, 상추 등 잎이 넓은 것이 더 좋다. 그래서 배추김치 한 가지만 반찬으로 할 때가 많다. 해조류로 미역, 다시마, 김이 좋아서 항상 많이 먹는다. 변비 방지를 위하여 미역국, 다시마국을 많이 먹고 있다.

모든 육식은 일체 안하고 작년 가을까지는 생선 요리를 즐겨먹고 있었는데 건강이 약해지니 생선요리도 먹으면 소화가 잘 안되어 금년부터는 될 수 있는 한 안먹기로 하고 채식 위주로 하게 되었다.

필자는 지금까지 일생동안 매일 대변을 보나 시원하게 보는 일이 없다. 배변시 처음에는 잘 나오나 끝에는 대변이 조금 남아 있는 듯한 기분인데 이것이 다 나오지 않아서 아랫배 속의 기분이 불쾌한 상태가 계속되고 배를 눌러보면 여기저기가 다 아파서 기분이 나쁘다.

숙변이 장속 전부에 꽉 차있는 것 같다. 배를 손으로 두드려보면 사방에서 펑펑하는 소리가 나니 장속에 가스가 많이 차 있는 것이다. 가스가 방귀로 잘 나오지도 않는다. 이러한 배의 상태니 장(소장, 대장)속에는 숙변이 꽉 차 있고 가스도 꽉 차있다고 보아야 하겠다.

4월부터 클로렐라를 먹어보니 3~4일 후부터 끝에 남아 있는 대변이 쏙 빠지게 되고 뱃속이 시원하게 되는 것이었다. 그리고 방귀가 시원하게 잘 나와서 뱃속 기분이 좋아지는 것이었다.

하늘이 도와주는구나 하고 매일 아침 미역국을 먹을 때에는 감사하다는 기도를 하게 되었다.

일본의 자연식 지도자들의 대부분이 식사 전에 감사하다고 기도를 하고 식사를 하라고 했는데 필자도 감동하고 있는 바이다.

현대인의 식생활방식 즉 슈퍼마켓에서 팔고 있는 정제가공식품과 인스턴트 식품을 위주로 하는 식생활로는 숙변이 생기고 정체하게 되는 것은 당연한 일이다. 숙변배제를 위주로 하는 치료법(단식 등)을 하려고 노력하면서 고생하지 말고 숙변이 생기는 것을 예방하는 일이 시간이 걸리더라도 더 현명한 일이라고 본다.

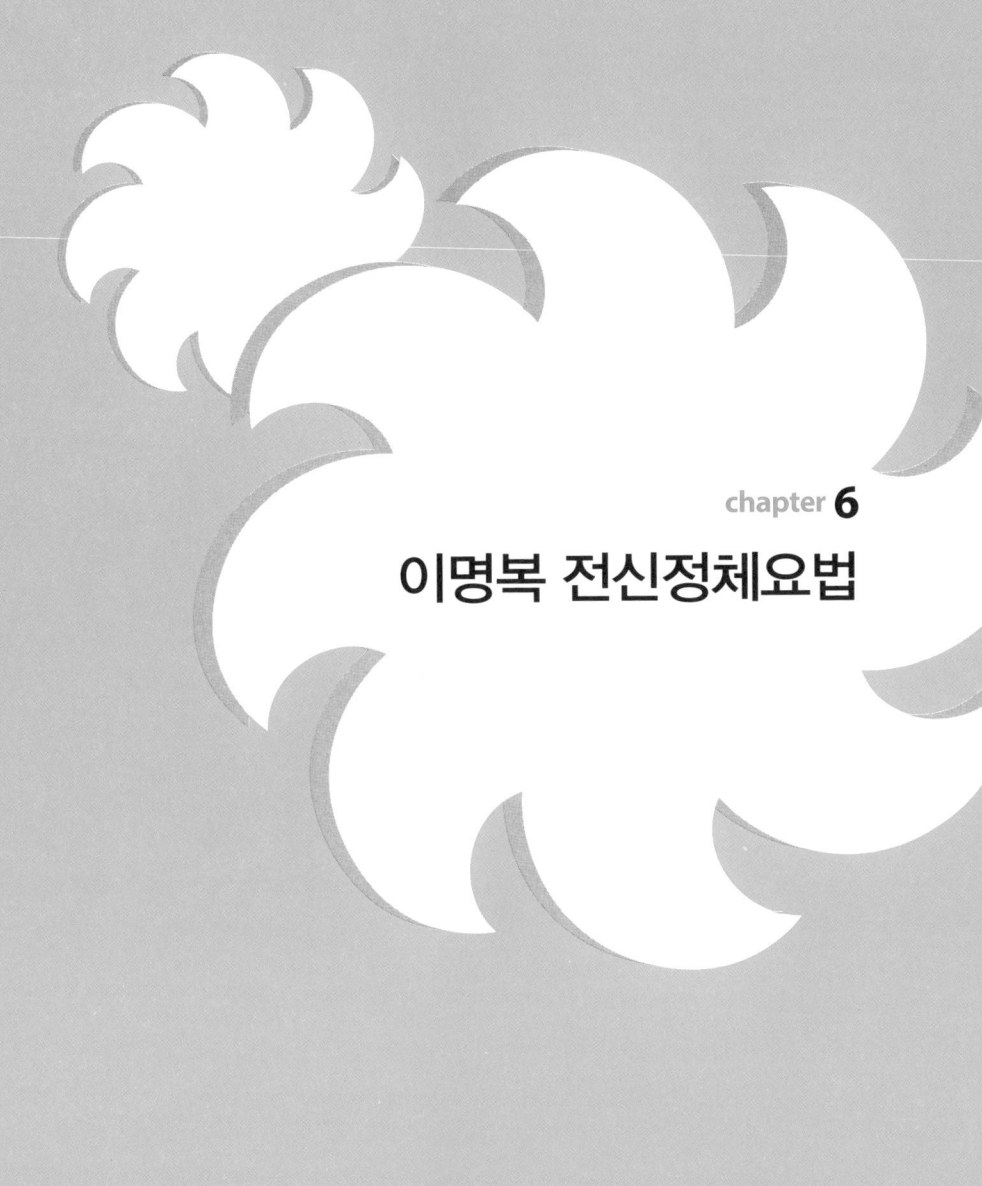

chapter **6**
# 이명복 전신정체요법

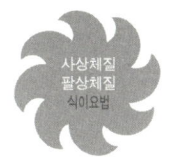

# 환자가 반듯이 눕는 경우

시술자는 정성스럽게 열심히 시술해야 한다.

환자가 반듯이 눕는 경우 시술자는 환자의 발의 아래쪽에 앉아서 시행한다.

### ●발 지압

1. **발가락 꺽기**…양손으로 양쪽 발가락을 잡고 상하上下로 꺽는다. 10~20회 반복.
2. **발목 꺽기**…왼손으로 왼발목을 잡고 오른손으로 발가락부분을 잡고 발을 상하上下로 꺽는다. 10~20회 반복.
❖왼속으로 오른발목을 잡고 오른손으로 발가락부분을 잡고 발을

상하上下로 꺾는다. 10~20회 반복.

3. 발목 돌리기…왼손으로 왼발목을 잡고 오른손으로 발가락을 붙잡고 발을 바깥 방향으로 돌린다. 10~20회 반복.

❖왼손으로 왼발목을 잡고 오른손으로 발가락을 붙잡고 발을 안쪽방향으로 돌린다. 10~20회 반복.

❖오른손으로 오른발목을 잡고 왼손으로 발가락을 붙잡고 발을 바깥방향으로 돌린다. 10~20회 반복.

❖오른손으로 오른발목을 잡고 왼손으로 발가락을 붙잡고 발을 안쪽방향으로 돌린다. 10~20회 반복.

4. 발바닥 두드리기…왼손으로 왼발목을 잡고 왼발을 조금 들고 오른손(주먹)으로 발바닥을 골고루 두드린다. 100회.

❖다음은 오른발바닥을 두드린다. 100회.


● 하퇴(정강이)지압과 마사지

1. 삼음교三音交 (안쪽 복숭아뼈 3mm 위쪽) 누르기.

❖엄지 손가락으로 5초 눌렀다가 급히 뗀다.(5회) 이 자리를 10회 비빈다.

2. 정강이 하부부터 꽉꽉 주무르며 위쪽으로 무릎밑까지 갔다가, 여기에서 아래쪽으로 주무르며 내려간다. (3회 반복) 다음에 손 전체로 발목 부분을 꽉 잡고 위쪽으로 쓸어 올라갔다가 다시 아래쪽으로 쓸어 내린다.(5회)

## 발 지압

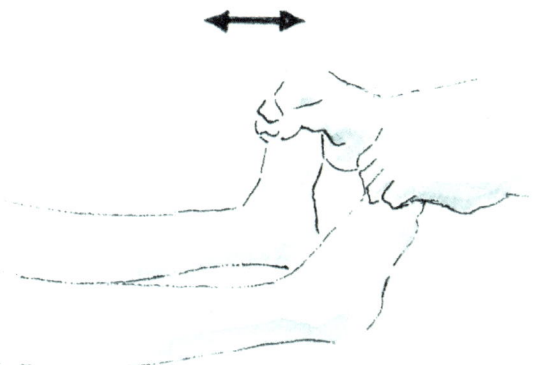

## 하퇴(정강이) 지압과 마사지

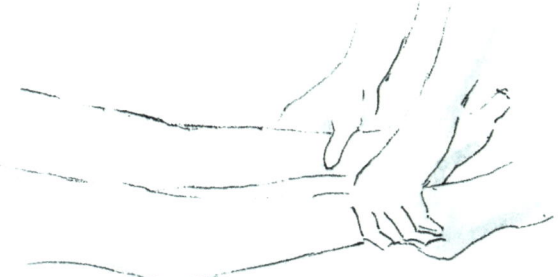

❖위 방법을 전체로 4~5회 반복한다.


◉**허벅 다리(대퇴 앞부분)지압과 마사지**

무릎 위 부분부터 손전체로 꽉꽉 주무르며 위쪽으로 서혜부까지, 다시 아래쪽으로 주무르며 내려온다.(3회) 서혜부를 특별히 잘한다. 무릎 위 부분에 손바닥을 대고 위쪽으로 쓸어올렸다가 쓸어내린다.

위 방법을 4~5회 반복한다. 대퇴부 전면 중앙선부를 엄지손가락으로 꽉꽉 누른다.(아래위로 3회)


◉**무릎 굴신운동**

왼손으로 무릎을 잡고, 오른손으로 발을 잡고, 무릎을 세게 구부리게 한다. 5~6회 반복한다.(왼쪽, 오른쪽)


◉**다리 흔들기 운동**

양손으로 양발목을 잡고 발을 조금 들고 좌우방향으로 세게 흔든다. 100회


◉**배 지압과 마사지**

1. 배 중앙선을 따라서 지압, 마사지. 한손의 손바닥 뒷부분을 명치밑에 대고 누르며 슬슬 비빈다. 10회 정도 비비고, 아래쪽으로 3~4cm 옮겨서 먼저와 같이 지압, 다시 아래쪽으로 이동하며

#### 허벅다리 지압과 마사지

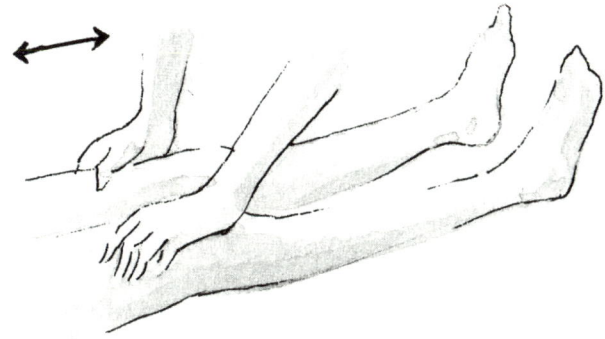

#### 무릎 굴신 운동

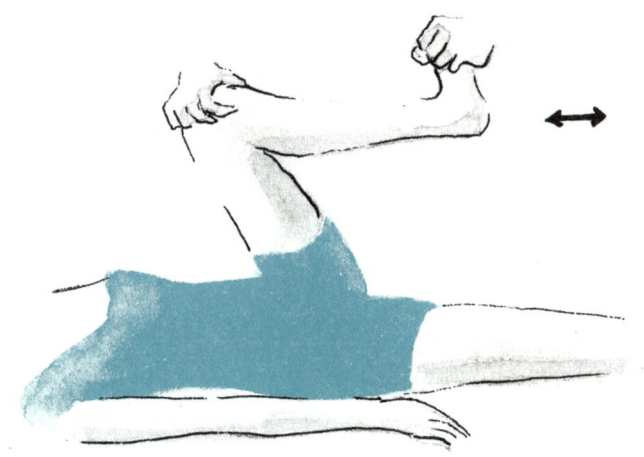

지압하고 치골 상부上部에 가면 오른쪽 하복부로 옮겨 지압, 마사지 한다.

2. 오른쪽 하복부의 바깥 위쪽으로 이동하며, 늑골밑을 따라서 중앙부로 간다.

3. 중앙부(명치밑)에서 왼쪽 늑골밑을 따라서 오른쪽 아래로, 다시 좌복부, 좌하복부로 옮기면서 지압, 마사지 한다.

4. 배꼽 높이 부분 오른쪽부터 왼쪽으로, 왼쪽에서 오른쪽으로 세게 비빈다. 50회 손바닥으로 한다.

5. 배 중앙선부 상하上下로 비비기 50회, 손바닥으로 한다.

6. 양측 늑골 밑부분 안팎의 방향으로 비비기 50회.

7. 양쪽 하복부를 상하上下 방향으로 비비기 50회.

8. 배꼽둘레를 시계방향으로 원을 그리며 비비기 100회.


● **가슴지압과 마사지**

1. 흉골 양연을 따라 각 늑골사이를 엄지손가락으로 꽉 누른다. 5초씩 3~5회, 다음에 7~8회 비빈다. 각 늑골사이를 순차적으로 이와 같이 지압과 비비기를 한다.

2. 흉부전면에 젖꼭지선을 따라서 각 늑골사이를 상부上部에서부터 아래로 가며 지압, 비비기를 한다.

3. 흉부 외측면을 양손의 네 손가락으로 지압, 상부로부터 아래 방향으로 가며 한다.

**IIII** 다리 흔들기 운동

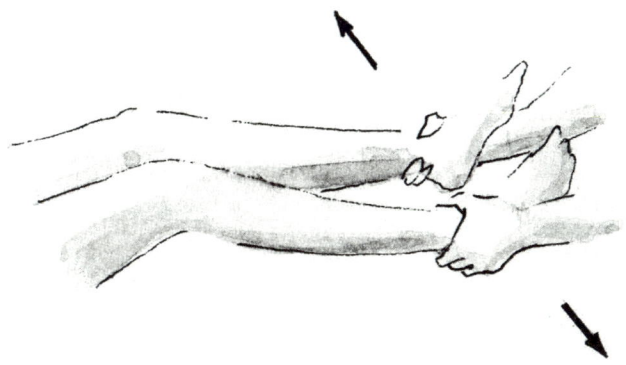

**IIII** 배 지압과 마사지

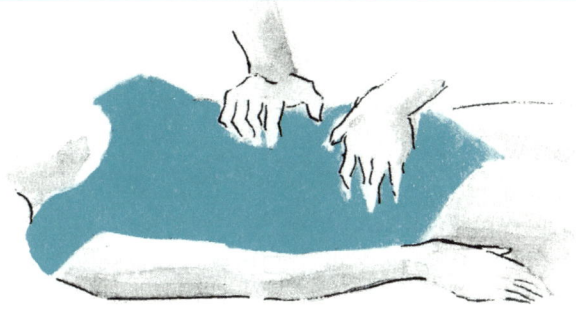

**IIII** 가슴 지압과 마사지

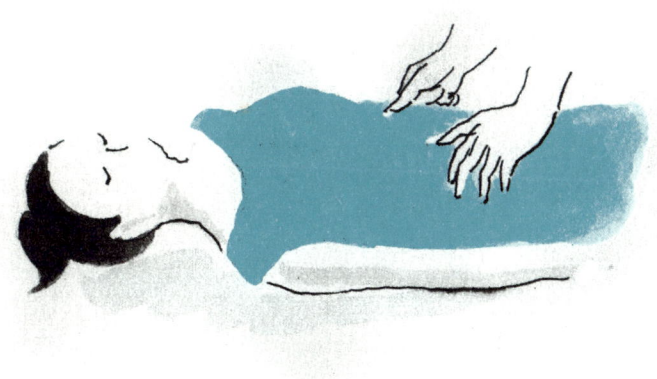

### ●팔지압과 마사지

**1. 오른팔**

❖오른손 손가락 꺾기 - 왼손으로 손목 잡고 오른손으로 4개의 손가락을 전부 잡고 앞, 뒤로 꺾는다. 10~15회.

❖오른손 속목 꺾기 - 왼손으로 팔을 잡고 오른손으로는 손을 잡고 손목부위를 앞, 뒤로 꺾기. 10~15회.

❖전완부 지압과 마사지 - 양손으로 전완부 하단부부터 꽉꽉 주무르며 위로 올라 가서 팔꿈치부까지 갔다가 아래쪽으로 주무르며 내려온다. 3회 반복.

왼손으로 손목을 붙잡고 오른손으로 전완부 내면, 전면을 비벼 올렸다 내렸다 한다. 5회.

오른손으로 손목을 붙잡고 왼손으로 전완부 외면, 후면을 비벼 올렸다 내렸다 한다. 5회.

❖상완부를 위와 같은 방법으로 지압, 마사지 한다.

❖주관절 굴신운동 10회.

**2. 왼팔**

❖오른팔의 지압, 마사지와 같이 한다.

**3. 어깨부분 지압 주무르기.**

❖어깨의 전면, 상면, 후면, 하면을 골고루 지압한다.

#### ▮▮▮▮ 팔 지압과 마사지

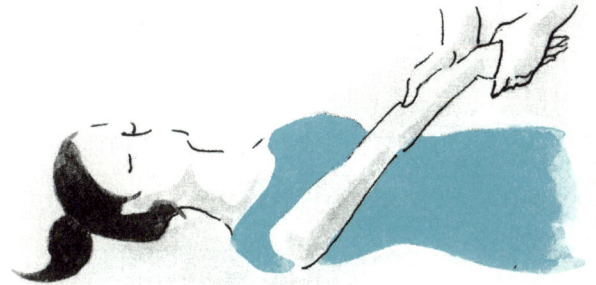

#### ▮▮▮▮ 몸 로링

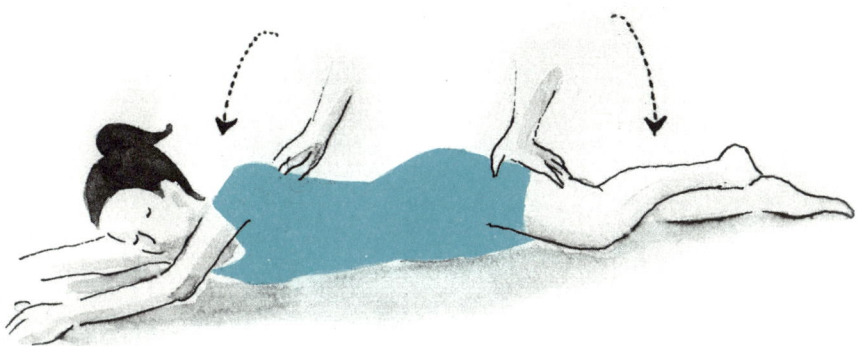

#### ▮▮▮▮ 얼굴 지압

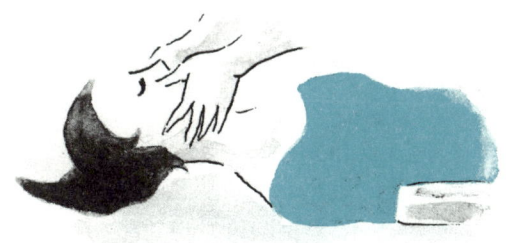

●몸 로링

1. 몸좌측을 밑으로 하여 모로 눕고 왼쪽다리는 쭉 뻗고 오른 다리는 직각으로 구부린다. 오른쪽 어깨와 둔부를 잡고 앞, 뒤로 흔든다. 20회.

2. 몸 우측을 밑으로 하여 모로 눕고, 위와 같이 흔든다. 20회.

●얼굴지압 – 얼굴을 골고루 지압한다.

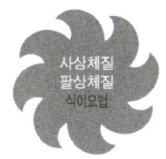

# 환자가
# 엎드려 눕는 경우

### ◉목 뒤 지압

1. 목 뒤 중앙선부. 위쪽에서부터 아래쪽으로 가며 지압, 주무르기.
2. 5분分 바깥 중앙선부 위쪽에서부터 아래쪽으로 가며 지압, 주무르기.
3. 1촌寸 바깥쪽 중앙선부 위쪽에서부터 아래쪽으로 가며 지압, 주무르기.
4. 목 전체를 양손으로 지압 각 3~4회.
5. 머리 뒷면 바깥쪽으로 골고루 지압.

◉ 어깨 후면 지압

어깨 윗부분을 지압, 4회 주무른다. 견갑골 후면부를 철저히 한다.


◉ 등부지압, 마사지

**1.** 중앙선 위에서부터 하단까지 지압 4회.

**2.** 1촌寸 바깥쪽 위에서부터 하단까지 지압 4회.

**3.** 전체로 아래, 위로 비비기 4회.

**4.** 허리 중앙부, 외측부 충분히 지압, 비비기 4회.


◉ 둔부 지압, 비비기를 충분히 한다.

골고루 지압하며 비비기(주먹 쥐고).


◉ 대퇴투 뒷면 지압, 맛사지

**1.** 엉덩이 밑부분

**2.** 대퇴부 뒷면 중앙선.

**3.** 오금뒤면 중요하니 충분히 한다.

**4.** 대퇴부 뒷면 전체로 주무르기 상하上下로 4회.

**5.** 마사지 상하上下 10~20회.


◉ 하퇴부 뒷부분

**1.** 장단지 중앙부 지압.

**IIII 목 뒷부분 지압**

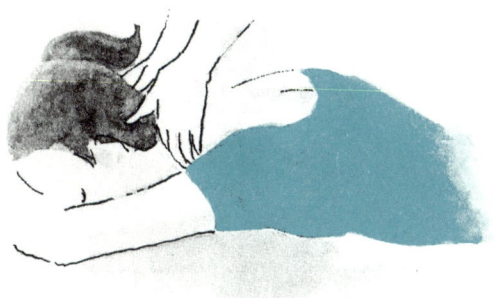

**IIII 어깨 후면 지압**

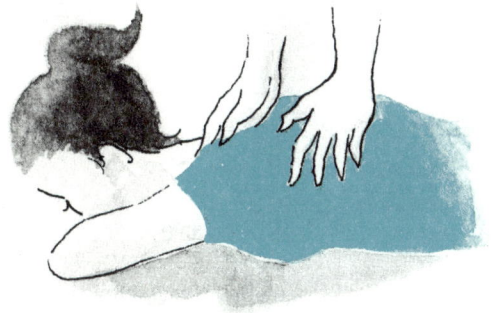

**IIII 등부 지압 마사지**

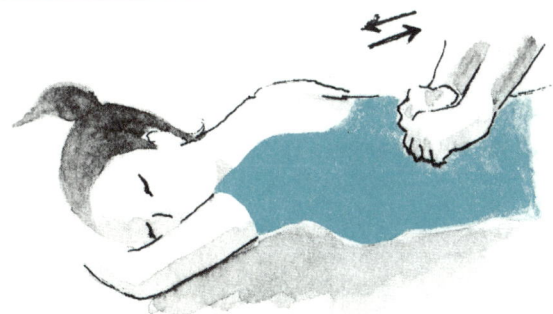

IIII 둔부 지압

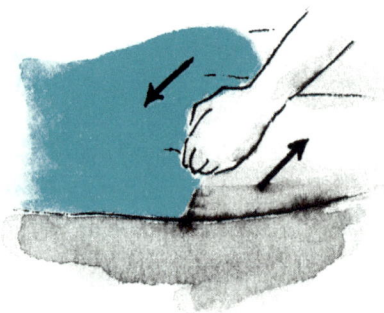

IIII 대퇴부 뒷면 지압

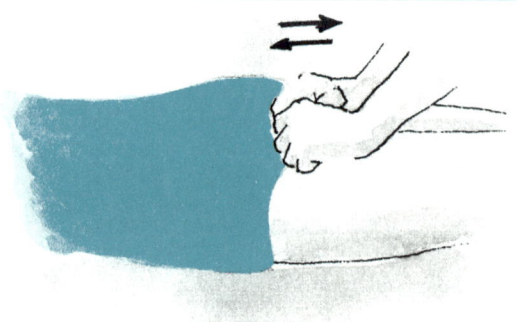

IIII 하퇴부 뒷부분 지압

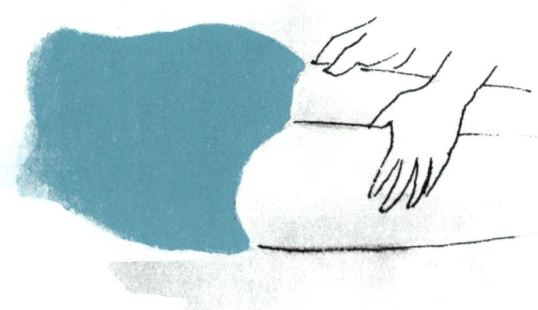

**|||| 양쪽 발목 잡고 다리를 든 채 상하로 흔들기**

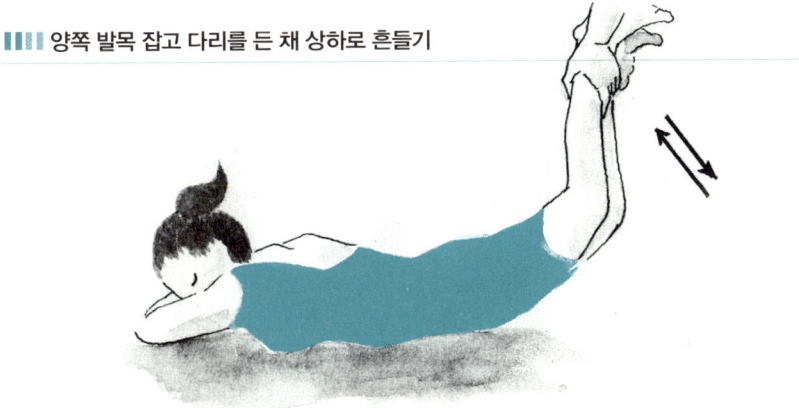

**|||| 목 잡고 위쪽으로 흔들기**

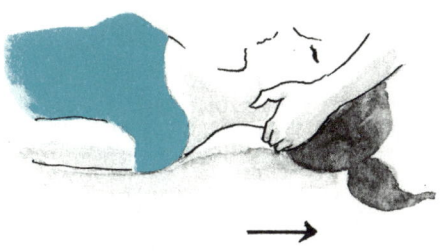

**|||| 양 손목을 잡고 팔을 위쪽으로 세게 당기기**

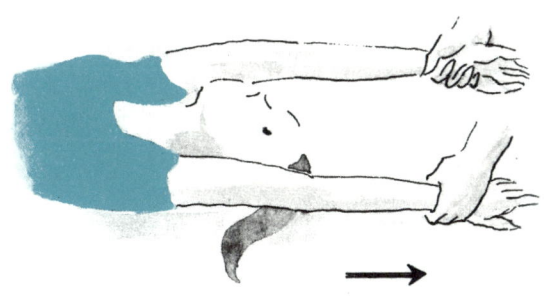

2. 발목뒤 중앙부 지압.

3. 하퇴 뒷부분 전체를 지압, 마사지 상하上下 3~5회

4. 하퇴 뒷부분 전체를 마사지 상하上下 10회.

5. 발목 잡고 다리 뒤로 구부리기. 오른쪽, 왼쪽 7회.

### ●양쪽 발목을 잡기
양쪽 발목을 잡아 다리를 든채 상하上下로 흔들기 8~10회.

### ●목 잡기
목을 잡고 위쪽으로 당기기 4~5회.

### ●양 손목을 잡기
양 손목을 잡고 팔 위쪽으로 세게 당기기 2회.

### ●등잡기
환자는 앉은 자세에서 시술자는 한쪽 무릎을 구부리어 환자의 허리 중앙부에 대고 환자를 뒤로 잡아 젖히어 허리를 힘껏 펴게 했다가 놓는다. 2~3회 반복. 무릎을 3cm 간격으로 위쪽으로 옮겨서 등 뒤로 젖힌다.

### ●일어서서 서로 등대기
일어서서 서로 등대고 엎어들며 척추 늘리기 2회.

## 등 잡기

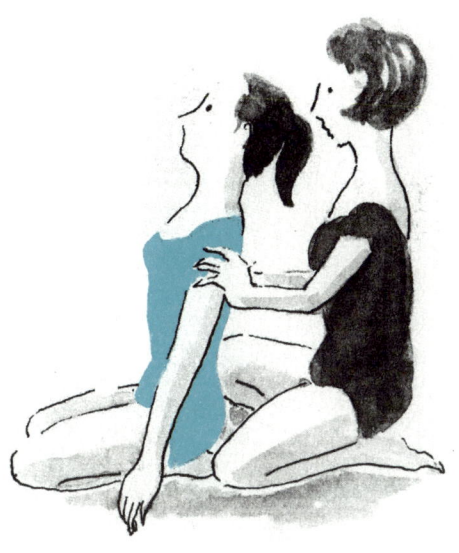

## 일어서서 서로 등을 대고 엎어 들며 척추 늘리기

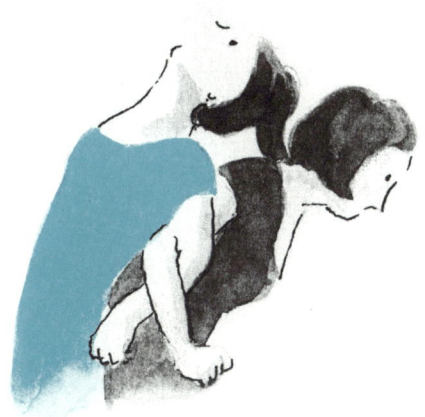

# 유방암, 간염, 고혈압 치료 사례

김미영(서울 강남구 일원동)

"건강은 가까운 곳에 있다."

등잔밑이 어둡다고 이 평범한 진리를 무시하고, 나는 평소 건강관리를 할때 음식을 가리지 않고 무엇이나 잘 먹는 것이 최선이라고 생각했다. 특히 기름진 음식이나 돼지고기를 보면, 내 몸을 지켜주는 보약처럼 여기다시피했다. 때문에 나는 잔치집이나 각종 모임때마다 기름진 음식으로 포식하기 일쑤였다. 가족들의 건강과 직결되는 식탁에도 가급적이면 육류를 많이 올리기 위하여 극도로 신경을 썼다.

그런데 어느 날 갑자기 온몸이 너무 피곤하여 강남병원을 찾게 되었다. 진찰을 받아보니 혈청 GTP 수치가 200에 달해 매우 위험한 상태라는 혈액검사 결과가 나왔다. 여기에다 설상가상으로 좌측 유방에 초기 암증상까지 나타났다.

서둘러서 원자력 병원에 입원 수속을 하고, 일부이긴 하지만 유방 절제 수술을 받았다.

　수술 뒤에 일정기간 동안은 항암제를 맞아야 하는데 간이 더 나빠질까봐 항암제 주사를 포기하고 약만 복용하게 되었다. 암이라니, 막막하기 그지없는 노릇이었다. 더구나 간 때문에 필요한 약마저도 제대로 쓸 수 없고 보니, 불안감이 더했다. 혹시 재발이라도 하면 어떡하나 하는 불안감이 한시도 뇌리를 떠나지 않았다. 또한 병원에서 주는 많은 약을 언제까지 먹어야 하며, 어떤 검사를 더 받아야 하고, 더 이상 나빠지지는 않을까 하는 등의 불안이 밀려 왔다.

　아무 것도 확실한 것은 없었다. 몸에 좋다면 무엇이든 다 먹어서라도 '완치'라는 말을 듣고 싶었다.

　하지만 갈수록 불안과 절망은 깊어가기만 했다. 이때 체질 감별에 의한 건강법을 알게 되어 사상. 팔상체질 감별로 유명하시다는 이명복 박사님을 찾아뵙게 되었다.

　박사님의 병원은 일반병원과는 달리 특이한 방법으로 체질 테스트를 했다. 나의 체질은 태음인으로 나왔다.

　이 박사님의 병원에는 약이 없었다. 검사 후 체질에 맞는 음식이 적힌 책자와 구연산을 주는 것이 전부였다.

　그리고 헬스트론이라는 것을 하였는데, 고압이 흐르는 전기의자에 약 10분 가량 앉아 있는 것이었다. 신기하게도 이것을 받고 나면, 온몸이 편안해지고 특히 허리 아픈 것이 사라졌다.

"내 시키는 대로 음식을 먹고, 구연산을 계속 복용하면 병은 다 나을 거야."

병원을 나서는 내게 들려주는 박사님의 활기에 찬 말씀에 나는 자신을 가졌다.

이때 박사님은 내게 또 한가지 당부를 하였는데, 그것은 육류는 절대 삼가하라는 것이었다.

이후부터 나는 이제까지와는 전혀 다른 식단으로 식사를 하기 시작했다. 육류는 전혀 먹지 않고, 현미밥이나 콩밥 등 잡곡밥과 신선한 야채 종류로 만든 반찬을 자주 먹었다. 그리고 된장국 등을 즐겨 먹고, 다시마와 무 등을 우려낸 국물을 먹었다.

처음에는 육류를 먹지 못해 다소 기운이 없는 것 같았지만, 시간이 조금 지나니 익숙해졌다. 또 구연산도 먹기가 힘들었었는데, 시간이 흐를수록 생활의 필수품처럼 되었다.

이 박사님의 말씀대로 체질식을 한 지 1년 만에 원자력 병원에서 종합 검진을 받았다. 정밀 검사 결과 간염 증세는 완치가 되었고, 암 역시 이상이 없다는 진단이 나왔다.

간염은 낫기도 힘들고 특히 완치가 힘들다고 했는데, 승리자가 된 기분이었다. 암 역시 재발의 위험이 높다고 하지만, 걱정이 되지 않았다.

1년 전과는 달리 가벼운 마음으로 병원 문을 나설 수가 있었다.

　특별히 병원을 가지도 않았고 항암치료도 받지않고 체질식과 구연산을 먹은 것밖에 없는데, 불치병을 깨끗이 물리쳤다는 것이 신기하기만 했다. 뿐만이 아니었다. 나와 함께 병원을 찾은 남편도 박사님께 체질감별을 받고, 박사님의 처방대로 음식을 가려 먹은 결과, 지병인 고혈압을 치료하게 되었다.

　역시 건강은 멀리 있는 것이 아니었다. 건강은 현미밥이나 구연산 같은 간단하면서도 가까운 곳에 있었다.

　마지막으로 체질식으로 내 병을 고쳐준 이명복 박사님께 깊은 감사를 드린다. 그리고 박사님이 쓰신「체질감별법과」「체질식이요법」에 관한 책을 읽고 많은 사람들이 건강한 삶을 누리기를 기원한다.

# 신토불이 身土不二

암을 위시한 모든 고질병의 치료는 식이요법, 즉 자연식이 제일 중요하다.

이 '자연식'은 아주 간단한 식사방법이다. 정식正食이라고도 하고, 자연의식自然醫食이라는 사람도 있다.

자연식에서 주식(밥)은 현미에 여러 가지 잡곡, 즉 콩·보리·팥·율무·조·수수·기장 등을 넣어서 지은 잡곡밥이나 오곡·칠곡밥이다. 이런 곡물은 전부 우리나라에서 생산된 곡물이고, 정제하지 않은 원곡이다. 바로 정제 가공하지 않는다는 것이 중요하고 치료 효과가 있는 것이다.

곡물을 정제할 경우 껍질이나 배아부의 영양소가 대부분 제거되어 우리에게 필요한 비타민, 무기질, 섬유질 등이 부족한 식품이 되고 만다. 그런데 문명국의 식품들, 큰 식품 공장이나 슈퍼마켓에서 파는 식품을 보면, 모두 우수한 기술로 만들어낸 정제 가공식품인 것이다. 그러니 이 음식을 사서 먹는 문명국의 사람들의 건강 상태는 어떻겠는가?

　이름도 몰랐던 질병들 때문에 병원에서 정밀 진단을 받고, 또 치료도 안되는 질병으로 고생하는 경우도 생기는 것이다. 병원에 몰리는 고질병, 난치병 환자들은 왜 생기는 것일까? 그것은 앞서도 언급했지만, 우리 주위에 범람하고 있는 정제가공 식품, 인스턴트 식품, 가공 음료수의 지나친 섭취 때문이다.

　이러한 환자들이 필자를 찾아오면 약 한 알 안주고, 현미잡곡밥에 야채, 해초류, 산나물로 만든 반찬만 먹게 하는데, 치료 효과가 좋고 부작용이 전혀 없는 것이다. 이때 식품의 재료(원료)는 우리 나라에서 생산되는 식품(곡물, 야채, 해조류, 과일 등)이어야 함은 물론이다. 여기에서 신토불이身土不二라는 원칙이 나오는 것이다.

　우리 땅에서 유기농법에 의해 재배되는 제철의 식품을 저가공하여 통째로 먹는 것, 그냥 먹는 것이 아니라 자신의 체질에 맞게 소식小食으로 될 수 있으면 많이 씹어 먹는 것, 이것이 바로 신토불이의 원칙에 따르는 것이며, 무병 장수하기 위한 기적의 건강법이 되는 것이다.

현대의학의 오만과 독선을 끝까지 파헤쳐
**막스거슨박사의 암 치료법을** 세상에 알린
한 신문기자의 진실추적기록!

# 막스거슨 박사의
# 암치료 비법

S.J. 호트 지음 / 김태수 옮김

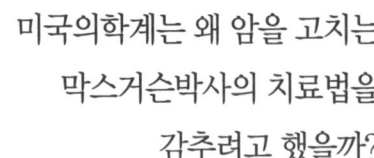

## 현대의학은 위선의 가면을 벗어라!!

미국의학계는 왜 암을 고치는
막스거슨박사의 치료법을
감추려고 했을까?

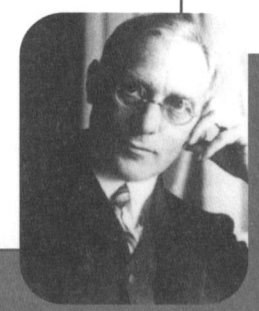

**건강신문사**
www.kksm.co.kr